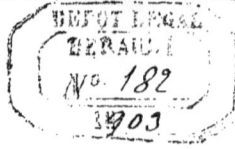

# CONTRIBUTION A L'ÉTUDE

## DES

# IDÉES HYPOCHONDRIAQUES

## SIMPLES

### (NON DÉLIRANTES)

PAR

## J. REYNE

DOCTEUR EN MÉDECINE

INTERNE A L'ASILE PUBLIC D'ALIÉNÉS DE MONTDEVERGUES (VAUCLUSE)

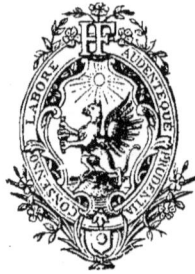

MONTPELLIER

IMPRIMERIE CENTRALE DU MIDI

(HAMELIN FRÈRES)

—

1903

T

# CONTRIBUTION A L'ÉTUDE

## DES

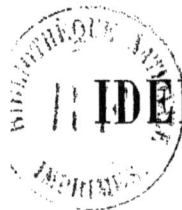

# IDÉES HYPOCHONDRIAQUES

## SIMPLES

## (NON DÉLIRANTES)

# CONTRIBUTION A L'ÉTUDE

## DES

# IDÉES HYPOCHONDRIAQUES

## SIMPLES

### (NON DÉLIRANTES)

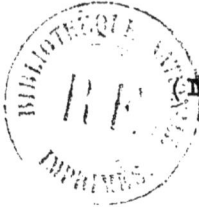

PAR

## J. REYNE

DOCTEUR EN MÉDECINE

INTERNE A L'ASILE PUBLIC D'ALIÉNÉS DE MONTDEVERGUES (VAUCLUSE)

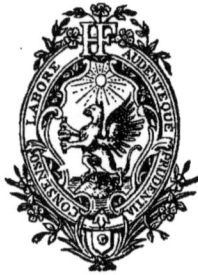

MONTPELLIER
IMPRIMERIE CENTRALE DU MIDI
(HAMELIN FRÈRES)
—
1903

A LA MÉMOIRE DE MA MÈRE


A MON PÈRE


A MES FRERES ET A MA BELLE-SŒUR


A MES MAITRES


A MES PARENTS ET AMIS


J. REYNE.

En terminant nos études médicales, nous avons à nous acquitter de bien des dettes de reconnaissance.

C'est à notre père d'abord que nous tenons à adresser nos remerciements, pour ses encouragements, ses sacrifices et sa grande affection. Notre plus cher désir est de lui rendre, par notre amour et notre respect, tout ce qu'il a fait pour nous. Aussi est-ce avec une bien grande satisfaction que nous lui dédions aujourd'hui notre thèse inaugurale.

Que nos maîtres de Lyon et de Montpellier veuillent bien accepter ici l'humble hommage de notre reconnaissance, pour les précieuses leçons qu'ils nous ont données.

M. le professeur Sarda a bien voulu accepter la présidence de notre thèse ; nous le prions d'agréer l'expression de notre gratitude pour le grand honneur qu'il nous fait.

Interne pendant près de trois ans à l'asile d'aliénés de Montdevergues, si nous avons acquis quelques connaissances en médecine mentale, c'est grâce à notre vénéré médecin en chef, M. le docteur Pichenot, dont la science, la grande bonté et l'inépuisable obligeance en toute circonstance, étaient toujours si généreusement mises à notre service. Nous sommes heureux de pouvoir le remercier aujourd'hui, et nous le prions de croire qu'il occupera toujours une grande place dans notre souvenir.

M. le docteur Castin, médecin-adjoint, a été pour nous, non seulement un maître éclairé toujours prêt à nous instruire, mais encore presque un camarade, nous aidant de ses services, de ses encouragements ou de ses conseils. C'est sous son inspiration que nous avons entrepris ce modeste travail, rempli de ses précieuses indications. Nous n'oublierons pas non plus tout ce que nous lui devons.

Nous n'avons eu qu'à nous louer aussi de nos excellentes relations avec M. le docteur Papillon et M. le docteur Rodiet. Qu'ils nous permettent également de les remercier.

Nous ne voudrions pas oublier M. le docteur Ligier, directeur de l'Asile de Montdevergues, qui fut toujours si bienveillant pour nous. Il contribuera pour une grande part à nous faire regretter notre séjour à l'Asile.

Merci enfin à nos collègues d'internat, MM. Trébosc, Fabre et Duhamel, dont les marques d'estime et les encouragements ne nous ont jamais manqué, pendant la période trop courte de vie en commun.

# CONTRIDUTION A L'ÉTUDE

DES

# IDÉES HYPOCHONDRIAQUES

## SIMPLES

### (NON DÉLIRANTES)

## INTRODUCTION

Bien des définitions ont été proposées de l'hypochondrie ; en voici quelques-unes :

Morel (*Traité des maladies mentales*, 1860, p. 703) : L'hypochondrie est une aberration des facultés intellectuelles, une singulière névrose cérébrale, qui porte l'individu à s'occu per sans cesse de ses sensations, réelles ou imaginaires, et à les considérer comme autant de maladies graves.

Michea (*De l'hypochondrie*, 1845) : C'est l'exagération, l'exaltation du besoin de la conservation.

Legrand du Saulle (*Les hypochondriaques*. Leçons de la Salpêtrière, in *Gazette des hôpitaux*, n° 137, novembre 1881) : L'hypochondrie est une sorte de monomanie triste, caracté-risée par une préoccupation excessive et presque incessante de la santé, et dans laquelle des individus bien portants, ou atteints d'une affection légère, se croient en proie à une maladie grave, et voués à une mort certaine ou plus ou moins imminente.

Schüle (Traduction française : *Traité clinique des maladies m entales*) : L'hypochondrie est une psycho-névrose, caractérisée par une hyperesthésie des nerfs sensibles de tous les territoires organiques ou de quelques-uns seulement. Cette hyperesthésie finit par déterminer une obsession psychique. Au point de vue intellectuel, l'attention est constamment fixée par des sensations anormales; dans la sphère morale, on observe de la dépression et de l'angoisse; du côté de la volonté, de l'inquiétude et de l'agitation, en même temps qu'une indifférence croissante pour tout ce qui n'est pas la maladie.

Plus simplement, nous définirons, non plus l'hypochondrie, mais l'idée hypochondriaque: l'expression de toutes les préoccupations nettement exagérées ou sans fondement, relatives à la santé.

Les idées hypochondriaques peuvent être classées en idées hypochondriaques simples et idées hypochondriaques délirantes.

Nous n'aurons en vue que les premières.

Les idées hypochondriaques simples ne sont établies que lorsque le médecin lui-même les a déclarées exagérées ou sans fondement (1).

De tous temps elles ont attiré l'attention des auteurs et la bibliographie qui s'y rapporte est considérable. Rien que dans le mémoire sur l'hypochondrie présenté à l'Académie par Michea (2), en 1845, on trouve les opinions documentées et accompagnées des indications bibliographiques les plus précises, d'environ cinquante médecins de l'antiquité et des temps modernes. On en doublerait presque le nombre en y ajoutant ceux du mémoire de Brachet (3) traitant également de l'hypochondrie et présenté à la même compagnie l'année précédente.

Enfin, en 1837, Dubois, d'Amiens (4), avait fait une histoire philosophique de l'hypochondrie, qui complète les indications bibliographiques relatives à la question.

A la lecture des auteurs anciens, on est frappé de voir qu'ils ne s'occupent guère de malades vraiment délirants, mais presque toujours de malades qui peuvent rentrer dans notre cadre, mais à des titres divers.

Dans l'antiquité, les hypochondriaques, dont on rapporte la description clinique, paraissent être presque tous des neurasthéniques, et nous ne pouvons nous empêcher de repro-

(1) Ballet, *Les hypochondriaques*. Leçons cliniques, Paris.

(2) Michea, *Traité de l'hypochondrie* (couronné par l'Académie royale de médecine, 1845).

(3) Brachet, *Traité de l'hypochondrie* (couronné par l'Académie royale de médecine, 1844).

(4) Dubois, d'Amiens, *Hist. philos. de l'hypochondrie*, 1837.

duire quelques courtes descriptions, qui semblent fabriquées
pour la justification de notre assertion, tant elles cadrent
bien avec ce que nous savons des neurasthéniques et de leurs
troubles dyspeptiques.

Dioclès de Caryste parle d'une maladie qui naît dans l'estomac, que quelques-uns nomment mélancolie, d'autres maladie flatueuse ou hypochondriaque, dans laquelle on rend
beaucoup de salive claire, lorsqu'on a pris des mets de difficile digestion. On a encore, ajoute-il, des rapports acides,
des vents, de la chaleur dans la région des hypochondres,
avec borborygmes après avoir mangé.

Galien, fort justement, reproche à Dioclès de Caryste de
n'avoir pas assez insisté, dans son tableau, sur les sentiments
de tristesse et de crainte qui accompagnent ces troubles gas-
triques, et il comble cette lacune.

Cletinus d'Armide reprend cette description et la complète:
il décrit les insomnies, les battements dans diverses parties
du corps, les vertiges, les tintements d'oreille, les sensations
de pesanteur, de légèreté, de plénitude, de vacuité et de des-
sèchement que ces malades ressentent à la tête. Nous
voyons que la sensation de casque des neurasthéniques date
de fort loin.

Et on retrouve les mêmes descriptions chez les autres auteurs.

Qu'ils aient confondu avec notre neurasthénie actuelle, de
simples dyspeptiques, de véritables vésaniques et encore
d'autres affections organiques ou mentales, ce n'est pas dou-
teux; mais, ce qui paraît incontestable, c'est que, dans leur
description de l'hypochondrie, prédomine l'ensemble symptomatique décrit à notre époque sous le nom de neurasthénie,
et nous ne voyons pas pourquoi, dans l'antiquité, aux époques de civilisation intense, il n'y aurait pas, en effet, dans

les classes élevées de la société, autant de préoccupations morales, autant d'excès et autant de surmenage qu'à notre époque et, par suite, un nombre sinon aussi élevé, du moins fort respectable de neurasthéniques.

Dans les temps modernes, les idées sur l'hypochondrie simple ne gagnèrent que fort peu en précision ; on s'occupe beaucoup moins d'en établir les caractères que d'en expliquer l'origine. On la localise ordinairement dans l'estomac (Higmore, Baglivi, Le Boë, Hoffmann, Estmüller).

D'autres choisissent la rate (Sennert, Willis, Van Helmont), d'autres la veine porte (Isahl, Inmecker, Liautaud). Les uns en font un délire mélancolique non continu (Sennert), d'autres la confondent avec l'hystérie (Dumoulin, Sydenham) et, en outre, avec la mélancolie.

Sauvages a le mérite d'avoir séparé l'hypochondrie (qui, d'après sa description, répond à notre neurasthénie) de ce qu'il appelle « la maladie imaginaire » et qui n'est autre que la forme que nous décrivons plus loin sous le nom d'*hypochondrie systématisée primitive*.

Pinel la range dans les vésanies, et la fait dépendre, tantôt d'un trouble primitif, tantôt de lésions matérielles des viscères abdominaux.

Thomas en fait un tableau qui rappelle celui des mélancoliques.

Falret (1) confond les hypochondriaques et les mélancoliques.

Dubois, d'Amiens (2), pose, comme critérium de l'hypochondrie, une inquiétude sans fondement, exagérée et continuelle, à l'occasion de troubles organiques.

---

(1) Fabret, *De l'hypochondrie et du suicide.* Paris, 1822.
(2) Dubois, *loc. cit.*

Brachet (1), fort judicieusement, sépare l'hypochondriaque du mélancolique et divise l'hypochondrie en hypochondrie constitutionnelle et hypochondrie acquise; mais il
confond, dans chacun des deux groupes, la neurasthénie et
l'hypochondrie systématisée primitive de nos jours.

Michea (2) admet : une hypochondrie symptomatique dont
l'appellation suffit à définir le caractère, et qui, le plus souvent, dépend d'une spermatorrhée, et une hypochondrie
essentielle, évoluant en trois périodes :

Une première période d'idées fixes.

Une deuxième période de névrose.

Une troisième période d'altérations organiques.

Puis, peu à peu, l'idée de l'hypochondrie simple se dégage
de sa gangue, se précise, et nous verrons comment les aliénistes modernes la conçoivent.

Les idées hypocondriaques non délirantes peuvent se rencontrer chez un grand nombre de gens dits normaux et dans
presque toutes les affections mentales et nerveuses.

A ne considérer que celles qui présentent un certain degré
de systématisation et une certaine persistance, on peut les
ramener à quatre groupes principaux :

Les uns traduisent « le sentiment d'être malade » et des
craintes exagérées, sans fondement : elles relèvent alors,
en général, de l'*hypochondrie systématisée primitive* (Séglas) (3).

D'autres expriment des douleurs réelles, mais étranges,
que n'expliquent souvent aucunes lésions, et, en outre, appor-
tent dans leurs plaintes, un état d'émotivité spécial : ce sont
les *neurasthéniques*.

(1) Brachet, *loc. cit.*
(2) Michea, *loc. cit*.
(3) Séglas, *Leçons cliniques*. Paris, 1895.

Un troisième groupe comprend des malades se plaignant de névralgies persistantes, généralisées ou limitées, qui les rendent impropres à la vie sociale et modifient à la longue leur émotivité et leur jugement : ce sont les *névralgiques névrosiques*.

Enfin un quatrième groupe comprend toutes les *phobies hypochondriaques*, la peur de tomber malade, la peur de la mort, la peur de telle ou telle maladie, etc.

Il est inutile d'ajouter que, sauf le troisième groupe, les trois autres relèvent de la dégénérescence mentale, et plus particulièrement le premier.

Voyons donc successivement chacun des quatre groupes que nous venons d'énumérer.

# CHAPITRE PREMIER

## HYPOCHONDRIE SYSTÉMATISÉE PRIMITIVE

Nous empruntons cette appellation à M. Séglas (1). On pourrait l'appeler encore hypochondrie constitutionnelle ou paranoïa hypochondriaque ; elle fait partie de l'hypochondrie corporelle de Guislain et de l'hypochondrie hyperesthésique de Cotard.

Il s'agit de ces héréditaires qui, toute leur vie, s'inquiètent de leur état de santé, mais non pas comme le ferait un mélancolique, d'une façon passive, en accusant le sort, tout en ne faisant rien pour sortir de ce fâcheux état. Au contraire, ce sont des actifs, ayant recours aux médecins, employant des remèdes nouveaux, toujours prêts d'ailleurs à incriminer ceux qui les conseillent, d'ignorance, de légèreté ou de malveillance.

C'est parmi ces malades que se recrutent les hypochondriaques persécuteurs, grands meurtriers de médecins.

Cette tendance persécutrice ne se localise pas, d'ailleurs, exclusivement sur les idées hypochondriaques, elle est d'ordre plus général : on les regarde de travers, ou on leur en veut. Parfois ils ont des accès nettement délirants avec idées de persécution très actives et hallucinations sensorielles. En outre, ce sont souvent des vaniteux, et il est fréquent de voir éclore chez eux des idées de grandeur nettement délirantes,

(1) Séglas, *Leçons cliniques sur les maladies mentales*, p. 670.

.L'apparition de tels accidents n'a rien de bien surprenant chez des dégénérés héréditaires aussi tarés que le sont ces malades.

D'ailleurs, ces tendances persécutrices et ambitieuses existent d'une façon plus générale chez presque tous les malades présentant des idées hypochondriaques.

C'est ainsi qu'on les rencontre chez les persécutés hypochondriaques, chez les paralytiques généraux hypochondriaques, chez les malades atteints du délire des négations, type Cotard, et même chez les neurasthéniques hypochondriaques. A l'état d'ébauche, on peut les retrouver chez nombre de malades organiques, non aliénés, souffrant d'une affection douloureuse ou chronique.

Qui ne connaît les exigences de la plupart de ces malades, leurs impatiences, leurs récriminations habituelles, et la satisfaction avec laquelle ils rappellent leur force d'autrefois, leurs capacités perdues, l'état florissant de leur santé antérieure !

Ces rapports entre les idées hypochondriaques simples et les idées de persécution n'avaient pas échappé à nos maîtres d'autrefois.

Esquirol (1) déclare que « l'hypochondrie dégénère et passe souvent à la folie ; or, dans l'hypochondrie, il n'y a point de délire, mais le malade exagère ses souffrances. »

Guislain (2) émet le même avis.

Morel (3), après avoir rangé l'hypochondrie simple dans les névroses, à côté de l'hystérie et de l'épilepsie, enseigne que cette névrose dégénère facilement en « folie hypochondriaque caractérisée par deux stades : le stade des persécutions

(1) Esquirol, *Traité des maladies mentales.*
(2) Guislain, *Traité sur les phrénopathies.*
(3) Morel, *Traité des maladies mentales.*

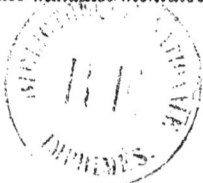

3

(et Morel y fait rentrer toutes les variétés actuelles de délire des persécutions) et le stade des idées de grandeur. »

Marcé (1), après avoir pris soin de bien distinguer les états neurasthéniques qu'il désigne sous le nom « d'états hypochon-driaques », du délire hypochondriaque qu'il appelle « mono-manie hypochondriaque », divise cette dernière en trois périodes :

Une première période qui répond à l'hypochondrie simple avec prédominance d'idées fixes hypochondriaques.

Une deuxième période qui répond à l'hypochondrie déli-rante et des négations de nos jours.

Une troisième période d'hypochondrie associée soit à des idées mélancoliques, soit, presque toujours, à des idées de per-sécution. L'affection peut s'arrêter à l'une des trois périodes ou les parcourir toutes pour se terminer dans la démence.

Legrand du Saulle (2) admet trois sortes d'hypochondrie, qui correspondent à peu près aux suivantes :

1° Hypochondrie simple ou neurasthénie.

2° Hypochondrie délirante ;

3° Délire des persécutions hypochondriaque.

Les rapports des idées hypochondriaques et de persécu-tion, pour réels qu'ils soient, affectent d'autres caractères, caractères peu sympathiques : égoïstes, méfiants, jaloux, menteurs, paresseux, etc., tels sont les qualificatifs appli-qués à ces « malades imaginaires » ; car ce sont eux qui composaient jadis, pour une large part, ce groupe aussi connu que grotesque qui sut exercer la verve de nos plus grands auteurs comiques.

---

(1) Marcé, *Traité des maladies mentales.*

(2) Legrand de Saulle, *Les hypochondriaques.* Leçons de la Salpê-trière (*Gazette des hôpitaux*, n° 137, nov. 1881).

Actuellement il n'existe plus de malades imaginaires ; mais les malheureux hypochondriaques n'en ont pas moins conservé une fort mauvaise réputation.

Cotard, dans son article Hypochondrie, du dictionnaire Dechambre, en fait une description aussi vivan e que peu avantageuse : « Le malade se croit atteint d'anévrysme, d'hypertrophie du cœur ; à chaque instant, il se tâte le pouls et fait appeler un médecin ; il ne veut ni sortir seul, ni rester seul une minute, tant il a peur d'une défaillance subite. S'il existe un peu d'angine glanduleuse, un peu de catarrhe des voies respiratoires, quelques accès d'asthme, s'il a de l'expectoration matinale avec quelques sibilances, l'hypochondriaque ne tarde pas à se croire menacé d'une maladie grave de la poitrine. Il ne rend pas un crachat sans examiner soigneusement la coloration, la consistance ou l'odeur, il regarde à tous moments sa gorge dans un miroir, s'effraie de la présence de quelques granulations ou même de la conformation normale de la luette et des amygdales. Très sensible à l'impression du froid, il se confine dans son appartement, ou même dans son lit, se couvre d'une manière exagérée et redoute les courants d'air. Pour ménager ses poumons ou son larynx, il se condamne à parler par gestes et fatigue son entourage par un toussotement continuel. »

Avant Cotard, Ball avait insisté sur l'autophilie et les tendances orgueilleuses de ces malades.

Falret faisait de l'hypochondriaque un être mécontent de tout et de tous, exigeant, et souvent irritable, ironique et caustique. Par moments, et surtout lorsqu'il est en dehors du milieu de la famille, l'hypochondriaque peut se montrer très gai, mais, en général, il ne tarde pas à expier et surtout à faire expier autour de lui ces accès de gaieté passagère.

Nous donnons ici quelques observations qui répondent assez bien à cette description :

## Observation I

(PERSONNELLE)

P..., âgé de soixante et un ans, entre à l'asile le 23 mars 1903.

*Antécédents héréditaires.* — Le père est mort à l'âge de soixante-sept ans d'une fluxion de poitrine ; sa mère est morte à quatre-vingt-trois ans. Un frère de ce malade a eu des crises d'épilepsie à l'âge de trente ans. Un autre frère bégaie et présente de nombreux signes de dégénérescence.

*Antécédents personnels.* — Ce malade, marbrier de son état, était sujet, dans sa jeunesse, à de violentes migraines. Une dizaine d'années avant d'entrer à l'asile, il souffrit pendant près d'un an d'une sciatique ; c'est la seule maladie que nous relevions dans son existence. Il jouissait d'une bonne santé générale et n'aurait pas commis d'excès alcooliques. Mais, depuis sa douleur sciatique, il se montrait très inquiet de sa santé, lisait des brochures de médecine et prenait tous les remèdes qu'il trouvait aux quatrièmes pages des journaux. Survint un accès de grippe, qui ne fit que donner plus de vigueur à ces conceptions hypochondriaques. Il ne dormait plus, ne mangeait plus, et bientôt tout un cortège d'idées noires vint l'assaillir ; ses souffrances imaginaires étaient telles, qu'il demandait un couteau, un fusil pour se tuer. A d'autres moments, se prenant la tête dans les mains, il s'écriait: « Ah ! que ces idées me font souffrir ! que je suis donc malheureux !» Il prétendait avoir dans l'estomac un «battement » atrocement douloureux. Cependant, sa santé restait satisfaisante, en dépit d'une constipation presque permanente.

C'est dans cet état que P.... est amené à l'asile, sur sa demande propre, comme pensionnaire. « J'ai une maladie d'estomac, dit-il à l'interrogatoire, depuis que j'ai eu l'influenza. J'ai des battements dans l'estomac. C'est l'influenza qui m'a énervé !

» Je n'ai jamais voulu me détruire ; à certains moments, je disais : Si quelqu'un pouvait me tuer, il me rendrait service !... Je disais cela parce que je souffrais, mais, dans le fond, j'avais peur de me faire du mal ! J'avais un gros battement dans l'estomac. Je me rendais bien compte que c'était dans ma maladie !

» A certains moments, je me forçais à travailler, parce que je pensais : Si je ne travaille pas, je ne pourrais plus travailler ; peut-être que je ne pourrais pas guérir. »

Cet état de préoccupation au sujet de sa santé n'a pas changé pendant tout le séjour de P... à l'asile. Très tranquille, très convenable, il ne présente à aucun moment de délire caractérisé. Mais il vivait dans un perpétuel état d'inquiétude. Un jour, effrayé de sa constipation, le lendemain, apeuré d'avoir des selles trop abondantes, P... se plaint chaque jour à la visite d'une douleur nouvelle : tantôt il a mal à la tête, tantôt aux jambes, tantôt à l'estomac. Les phénomènes les plus simples de son existence prennent des proportions inquiétantes à ses yeux, et cette idée qu'il est gravement malade l'obsède à un tel point qu'il en arrive à des conceptions telles que celle ci : le 10 avril, à la visite du matin, P... est tout bouleversé ; il nous demande, à voix basse, en se cachant des autres pensionnaires, de l'examiner à fond, parce qu'il a contracté une maladie vénérienne...... cela le fait énormément souffrir, et il a peur que son mal ne s'aggrave !

Il est amené à l'infirmerie où, tout en larmes, il nous montre sa verge, objet de tant de préoccupations. Le gland était recouvert d'une épaisse couche de smegma, mais sans aucune érosion, sans l'ombre d'une ulcération capable d'éveiller la moindre douleur. Un bain émollient eut promptement raison de cette affection, qui depuis plusieurs jours tourmentait le malade au point de l'empêcher de dormir, et lui rendit un peu de calme.

Cette accalmie fut de courte durée. Dès le lendemain, les douleurs d'estomac, les maux de tête, etc., etc., recommencèrent à tourmenter ce malheureux malade, qui sortit de l'asile le 20 mai 1903, sur sa demande, emmené par sa famille, probablement pour aller porter ailleurs ses misères et chercher l'introuvable remède à ses multiples maux !

### .Observation II

#### (PERSONNELLE)

T..., âgé de vingt-sept ans, entre à l'asile de Montdevergues, le 19 août 1902.

*Antécédents héréditaires.* — Le grand-père paternel aurait été aliéné. Deux cousins-germains, du côté paternel, ont été internés.

*Antécédents personnels.* — Nous n'avons pas de renseignements sur l'enfance du malade.

Depuis six à sept mois avant son internement, T... présente des idées mélancoliques, des idées de persécution et des idées mystiques. Il est parfois agressif et a menacé son père d'un coup de couteau, il a jeté sa mère hors de la maison, a bousculé, puis renversé les belles-sœurs de sa mère. Enfin, il a parlé de se jeter lui-même dans un puits.

En l'interrogeant, nous apprenons qu'il a fait trois ans de service militaire à Marseille. Après sa libération, il est entré, comme domestique au collège de l'Assomption, à Nîmes; puis dans un noviciat, à Louvain, pendant huit mois; puis à Londres, pendant six mois, comme cuisinier. De là, il revient à Nîmes pendant trois jours, et rentre chez lui vers Pâques 1900. Il s'occupe de la cuisine et de travaux de culture.

Il prenait trois cafés par jour, puis un peu d'absinthe le dimanche soir.

« Ces temps-ci, comme je revenais de congrégations religieuses, je ne pouvais pas entreprendre grand'chose. Je voulais me faire religieux, je me suis ennuyé, ce n'était pas ma vocation; à certains moments c'était trop dur; maintenant, je n'en ai plus envie.

» J'ai entendu les voix du ciel, et je les entends encore passablement : elles sont plutôt pour ennuyer, elles me disent : va te faire f...; elles se contredisent constamment et ne me donnent ni ordres, ni conseils.

» Il arrivait souvent que j'étais excité.

» Chez moi, on me persécutait, on se moquait de moi parce que j'étais un peu bigot, et parce que je sortais des ordres.

» Ma mission était de bien faire pénitence.

» J'ai un peu de surnaturel, c'est-à-dire que dans la vie religieuse on commence par fatiguer beaucoup, on devient comme qui dirait poitrinaire.

» Chez moi, il y avait des moments où je souffrais un peu trop.

» Je n'ai pas eu de visions: Au chemin de fer, où j'avais fait une demande, je voyais tout le temps des machines. »

M. le docteur Pichenot fait le certificat suivant:

« Dégénérescence mentale avec idées mystiques, hallucinations de

l'ouïe et de la vue, — incohérence et idées de persécution secondaires. Esprit faible ; croit posséder le surnaturel et avoir pour mission
de faire grande pénitence. Entend des voix célestes. A été postulant
dans des établissements religieux qu'il a dû quitter. S'est beaucoup
occupé, en dernier lieu, de l'application de la loi sur les congrégations. Reconnaît s'être montré très excitable et même agressif à
l'égard de son entourage. Tare héréditaire (deux cousins-germains
ont été traités ici). »

Dans son quartier, T... est tranquille et s'occupe quelque peu.

Le 27 mars, étant en promenade, il réussit à s'évader ; mais il est
bientôt réintégré par les soins de l'asile.

9 juillet 1903. — Les hallucinations de l'ouïe persistent : Les voix
lui reprochent, la nuit, d'être entré dans une maison religieuse ; elles
lui disent des injures, le traitent de cochon, parce qu'il n'a pas bien
réussi. Elles lui reprochent cela pour le ciel.

Pas d'illusions du goût, ni de l'odorat ; pas de troubles de la sensibilité générale.

Le bon Dieu lui enlève quelquefois les forces. Il est bien fatigué, il
est devenu poitrinaire. Il a des palpitations de cœur, puis la tête, puis
les jambes lui font mal. Ça vient de loin : il avait déjà des palpitations
avant de partir au régiment.

Toussez-vous ? — Un peu. — Crachez-vous ? — Oui, M. le Docteur.
— Avez-vous des sueurs ? (Le malade nous regarde et ne répond
pas.) Les tuberculeux transpirent la nuit ? — Oui, Monsieur, j'ai
des sueurs.

T... a une tendance marquée à se laisser suggestionner et répond
dans le sens qu'il croit être celui qui le fera juger malade.

Depuis quand êtes-vous malade ? — Depuis le régiment. Déjà, avant
le régiment, j'avais le ventre gros. Lorsque j'étais petit, j'avais de
l'érysipèle et du mal dans la bouche. Je voudrais bien rester à l'infirmerie. C'est là, d'ailleurs, une demande qu'il fait tous les jours à la
visite.

Ne veut pas avouer des habitudes d'onanisme et dit que Dieu lui
donne parfois des jouissances lorsqu'il se conduit bien.

Sa maladie est aussi de parler sans le vouloir : on le fait bégayer.
Il a beaucoup de choses à se reprocher.

*Examen physique.* — Stigmates de dégénérescence. Aucun trouble

·ensoriel. Les pupilles sont égales et réagissent bien à la lumière et à l'accommodation. Rien au poumon, rien au cœur ; les fonctions digestives paraissent normales.

En résumé, T... est atteint de débilité mentale avec dépression mélancolique, idées d'humilité, d'auto-accusation, mystiques et hypochondriaques, hallucinations psycho-motrices de la vue et de l'ouïe ; quelques tendances aux idées de persécution.

## Observation III

### (PERSONNELLE)

C..., âgé de vingt-sept ans, maître-répétiteur, entre à l'asile de Montdevergues le 29 septembre 1898.

*Antécédents héréditaires.* — Mère nerveuse. Père alcoolique.

*Antécédents personnels.* — Nous ne possédons pas de renseignements précis sur son enfance. Il aurait été intelligent et travailleur ; n'aurait jamais commis d'excès. Il a eu une pleurésie à la suite de laquelle il aurait présenté, d'après les parents, les premiers symptômes de sa maladie mentale.

Il a été interné une première fois à Marseille pendant trois mois, en 1886 ; une seconde fois à Montdevergues le 18 mai 1897. A cette époque, il était atteint de délire des persécutions avec hallucinations de la vue, de l'ouïe, des troubles de la sensibilité générale, des illusions de l'odorat et du goût.

Le 18 mai 1898, il sort de l'asile, non guéri, pour y rentrer quatre mois plus tard.

On signale chez lui, à ce moment, la coexistence d'idées de grandeur et d'idées de persécution : « Il est un homme de lettres, et s'est ainsi solidement implanté dans sa famille. Il fait des études très sérieuses, un travail considérable. Il a, en préparation, deux romans et deux volumes de vers. Il fait le roman, genre Zola, et sa poésie est une véritable révolution dans l'art; c'est un genre nouveau destiné à un grand avenir. Il est, en outre, anthropologue. Il compte d'ailleurs ne pas rester à l'asile. » Puis ses conceptions délirantes de persécution sont manifestées à leur tour : Un complot s'est formé contre lui, et le persécute depuis fort longtemps, déjà avant son premier internement. Le chef de ce complot est le sous-préfet de son pays qui lui en veut « pour une affaire de familiarité ».

A cette époque, il s'alimentait insuffisamment, ne mangeant volontiers que du pain sec, et répondant aux exhortations de l'entourage qu'il se soutiendrait comme il pourrait, en attendant sa prochaine sortie, et que, d'ailleurs, il n'admettait pas qu'on s'occupât de lui. Ses nuits sont bonnes. Le matin, il refuse de se conformer à la règle commune en ce qui concerne l'heure du lever. Il ne tient compte d'aucune observation, et se montre facilement irritable et violent.

Pendant très longtemps cet état persiste sans modifications appréciables.

En juillet 1902, on note que C.... conserve toujours le fond de son délire primitif : idées de grandeur, de satisfaction personnelle et de persécution. On signale en outre pour la première fois des idées hypochondriaques. Il s'est affaibli au point de vue intellectuel, ses discours sont plus incohérents, ses réactions sont devenues moins vives. Il ne lit plus, n'écrit plus, ne s'emporte plus comme autrefois.

Sa santé physique est satisfaisante.

*Etat actuel.* — 16 juin 1903. — Nous constatons des idées de grandeur et de satisfaction : « J'apporterai dans mes voyages littéraires un esprit très distingué, quand mes facultés seront bien définies et à mesure...

Il y a dans son intelligence des trous dont il ne se rend pas compte, avec, par instants, de la jargonaphasie.

De plus, nous notons, chez lui, des conceptions hypochondriaques : il a, dit-il, une nécrose phosphorée, le diabète, une maladie d'estomac, etc.

Il ne paraît pas avoir, en ce moment, d'idées de persécution. Les hallucinations de l'ouïe auraient disparu depuis un certain temps.

9 juillet 1903. — « Oui, dit il, j'ai parlé d'une nécrose phosphorée, car j'en avais les signes, depuis mon tout jeune âge ; mais tout cela a disparu, maintenant je vais bien, je reprends mes forces, mon équilibre, mon cerveau est sain. Je ne parle pas des faiblesses organiques qui tiennent à ma constitution un peu faible, et qui font que, par instants, j'éprouve une certaine dépression qui me fixe dans la position que j'occupe ; c'est une affectation qui n'attaque le système

nerveux qu'au point de vue constitutionnel. N'ayant en somme qu'une affection légère, je pense pouvoir en guérir. Il faudrait peut-être considérer cet état comme dépendant du cerveau ;..... il faudrait diriger le regard d'un côté où quelque chose l'intéresse et rien ne le dérange. Mon cerveau est un peu creux, je n'éprouve pas le besoin de penser, aucune idée ne me vient... »

*Examen physique.*—C... est porteur d'un certain nombre de stigmates physiques de dégénérescence : Asymétrie crânienne, oreilles mal ourlées, à lobule adhérent, voûte palatine profonde ogivale, etc.

L'examen des organes respiratoires ne révèle rien de particulier. Le cœur est normal. L'état général est satisfaisant.

Rien du côté des pupilles ou des différents réflexes.

La sensibilité paraît normale.

L'hypochondrie systématisée apparaît ordinairement dès la puberté. Elle est plus fréquente chez l'homme. Le grand facteur étiologique est l'hérédité névropathique et souvent l'hérédité similaire ; les autres causes sont celles que l'on retrouve dans l'étiologie de toutes les affections mentales : surmenage, etc.

L'évolution de cette forme mentale est extrêmement intéressante. Le malade peut, jusqu'à sa mort, ne présenter que des idées hypochondriaques simples. Elles iront en se renforçant lorsqu'il sera vieux, mais à aucun moment on ne sera obligé de l'interner.

Fréquemment aussi, sous l'influence de causes plus ou moins banales, il survient des idées hypochondriaques délirantes qui peuvent apparaître à toutes les époques de la vie hypochondriaque : dès la puberté, dans l'âge mur, ou seulement dans la vieillesse.

Elles se présentent sous la forme d'accès ou deviennent parfois chroniques d'emblée.

# CHAPITRE II

## DES IDÉES HYPOCHONDRIAQUES
## DES NEURASTHÉNIQUES

Les idées hypochondriaques des neurasthéniques sont constituées par des idées hypochondriaques simples.

Quand chez un neurasthénique on trouve des idées hypochondriaques délirantes, on est en droit de le faire entrer dans la catégorie précédente ou dans celle des obsédés hypochondriaques qui auraient évolué et qui présenteraient des accès d'hypochondrie délirante. Aussi ne partageons-nous pas la manière de voir de M. Pitres (1) et de M. Dallemagne (2), qui ont une tendance à confondre les neurasthéniques hypochondriaques et les hypochondriaques systématisés primitifs.

Le neurasthénique, dit M. Pitres, est inquiet, raisonneur, écrivassier et foncièrement nosomane. Il se préoccupe outre mesure des symptômes qu'il éprouve. Il croit toujours être atteint d'une affection organique incurable. Il se tâte le pouls, se palpe, s'examine, s'étudie. Il aime à parler de sa maladie et à raconter ses souffrances.

Volontiers, dit M. Dallemagne, les neurasthéniques voient les choses en noir ; aisément, ils se croient atteints de maladies graves, mortelles, de cancer de l'estomac, d'affection organique du cœur. Ils se découragent facilement. Ils s'imaginent à tout propos devoir renoncer, par le fait de leur mala-

(1) Pitres, *De la neurasthésie* (*Progrès médical*, 1899).
(2) Dallemagne, *Dégénérés et déséquilibrés*, 1895.

die, aux travaux de leur profession, à leur vocation, à leurs occupations, aux biens présents et aux espérances de l'avenir... Ils se livrent à un perpétuel examen d'eux-mêmes. Un certain nombre rédigent, jusque dans le détail le plus minutieux, les moindres manifestations de leur maladie. Ils se croient tout aussi incompris du médecin que de leur entourage.

M. Bouveret (1) avait bien plus justement établi entre eux une différence profonde et indique un excellent signe différentiel de ces deux états : la possibilité de convaincre le neurasthénique, de le remonter, et l'inutilité habituelle de ces efforts, chez l'hypochondriaque systématisé.

« Les préoccupations hypochondriaques neurasthéniques diffèrent, dit-il, de l'hypochondrie vésanique, en ce qu'elles sont mobiles et changeantes, comme la plupart des autres symptômes de l'épuisement nerveux ; le patient est accessible aux raisonnements de son médecin et se laisse plus ou moins convaincre de l'inanité de ses craintes, du moins pour un certain temps. Il en est tout autrement de l'hypochondrie vésanique dans laquelle la préoccupation hypochondriaque, d'ailleurs plus intense, est plus étroitement concentrée sur un objet déterminé. Il s'agit d'une sorte de délire systématisé. »

Ce n'est pas le seul signe qui les différencie, en voici d'autres :

L'hypochondrie systématisée est ordinairement congénitale. De bonne heure les perversions psychiques apparaissent (égoïsme, jalousie, caractère sombre, méfiant, jaloux, vaniteux), tandis que la neurasthénie est une maladie acquise quelque large que soit la place réservée à la prédisposition héréditaire.

Nous savons que certains auteurs, comme M. Gilles de la

(1) Bouveret, *La neurasthénie*, 1891, p. 946.

Tourette (1), ont essayé de rétablir une neurasthénie constitutionnelle, mais cette forme n'est autre, précisément, que l'hypochondrie systématisée décrite par les aliénistes.

D'autre part, l'évolution de la neurasthénie et celles de l'hypochondrie systématisée sont bien différentes : Début souvent rapide, quelques semaines, quelques mois, dans la première, tandis qu'il est rare qu'on puisse attribuer un début précis à la seconde.

La marche de l'affection dans la neurasthénie peut être entrecoupée de crises de désespoir, mais on n'y observe jamais les idées absurdes des accès d'hypochondrie délirante. Tandis que l'hypochondrie systématisée est incurable, la terminaison de la neurasthénie consiste ordinairement, sinon en une complète guérison, au moins en une amélioration suffisante pour permettre au malade de reprendre ses fonctions, si délicates qu'elles soient.

Seules, les tribulations continues et les longs efforts lui seront interdits, et encore, tout le monde sait avec quelle facilité le neurasthénique le plus abattu, le plus prostré, peut, sous le coup d'une émotion un peu vive, d'une nécessité, se redresser et faire preuve de courage et d'activité, quitte ensuite à retomber dans une dépression plus marquée qu'auparavant.

Où trouve-t-on ces efforts chez les hypochondriaques ?

Quelle restriction apporter au fâcheux tableau que nous en avons fait, après tous les auteurs qui se sont occupés d'eux ? Aucune. Ajoutons immédiatement qu'ils souffrent physiquement et moralement, raillés et méprisés de tous. Ils n'en sont d'ailleurs que plus dignes de pitié.

Enfin le caractère du neurasthénique, décrit en termes sévè-

(1) Gilles de la Tourette, *Les états neurasthéniques.*

res par M. Pitres et M. Dallemagne, est celui de tous les malades nerveux et impressionnables, dont l'affection douloureuse, quelle qu'elle soit, se prolonge.

Ces derniers aussi se montrent exigeants souvent à l'excès, et parfois injustes, n'admettant pas que les leurs soient fatigués ou malades à leur tour, qu'ils se reposent et cherchent à un moment donné un peu de distraction dont, à la longue, ils ressentent le besoin. Il faut qu'on s'occupe d'eux, rien que d'eux et sans trêve. Mais chez les uns et chez les autres, plus fréquemment chez les neurasthéniques, on observe parfois une détente : le malade, tout à coup, se rend compte de l'excès de ses exigences ; il en demande pardon aux siens et tente de leur expliquer qu'il ne peut se maîtriser, « que ce sont les nerfs », et son repentir vraiment sincère l'absoudrait, s'il pouvait être même question de responsabilité morale, dans ces états maladifs.

Le neurasthénique est rarement d'ailleurs un égoïste. Il est impressionable et sensible à toutes les misères. C'est ainsi qu'un médecin neurasthénique célèbre, Dumont de Monteux, à tort étiqueté hypochondriaque (pour s'en assurer il n'y a qu'à lire ses lettres névropathiques. Paris, 1877), au plus fort de ses crises douloureuses, fut le promoteur des distributions gratuites de tabac aux malades de Bicêtre et de la Salpêtrière, de la création d'un hospice pour les vieux médecins ; et sa sollicitude s'étendit jusqu'aux animaux : il fut un des créateurs de la société protectrice des animaux.

Ce qui est plus exact, c'est que, chez les neurasthéniques hypochondriaques, on retrouve une tendance à la méfiance et aux idées de grandeur, comme chez tous les autres malades présentant des idées hypochondriaques.

Une lettre de Dumont de Monteux est, à cet égard, des plus démonstratives.

Enfin, nous ne voyons qu'une ressemblance éloignée entre les symptômes de l'hypochondrie systématisée dont la diversité et la fugacité ne permettent aucun groupement, et l'ensemble symptomatique si constant, si bien défini, toujours le même, de la neurasthénie (sensation de casque, douleur entre les deux épaules, dans les reins, plaque sacrée, dyspepsie à caractères définis, phosphaturie, etc.)

## Observation IV

### (PERSONNELLE)

B.... entre à l'asile, le 28 juillet 1902, âgé de cinquante-cinq ans.

*Antécédents héréditaires.* — Son père est mort à soixante-sept ans, d'un cancer (?). Il avait toujours été sobre, et assez bien portant. Sa mère est morte d'une attaque, à soixante-douze ans. Elle avait joui pendant toute sa vie d'une excellente santé, en dépit de deux accouchements très laborieux, surtout celui du malade actuel. Il n'y aurait rien à relever dans le reste de la famille.

*Antécédents personnels.* — Accouchement extrêmement laborieux. Les premières années se seraient écoulées sans convulsions, sans accidents. Vers l'âge de quinze ans, il aurait eu la fièvre scarlatine. Le malade a fait des études complètes dans un grand Lycée, où il aurait obtenu un prix d'honneur. Il fut exempté du service militaire à cause de sa vue. (Le malade est effectivement très fortement presbyte, avec un léger degré d'astigmatisme). Entré dans l'enregistrement, il contracte un mariage dont naquirent cinq enfants. Trois sont encore vivants et bien portants au moment où nous voyons le malade ; une fille est morte tuberculeuse, l'autre en bas âge.

B.... nie avoir eu la syphilis. Il avoue un rétrécissement, à la suite d'une blennorrhagie traumatique, dit-il. Il nie également avoir commis des excès alcooliques. Il nous raconte que les troubles qui l'ont décidé à venir se faire traiter à l'asile datent de trois ans, époque de la mort de sa fille. « Avant, je n'avais jamais été malade ! Mais, à partir de ce moment, j'ai ressenti des douleurs intermittentes très vives, et qui m'ont occasionné plusieurs chutes dans mon escalier. J'éprouve des faiblesses dans les jambes, qui sont lourdes.... j'ai des douleurs très vives comme des co ps de couteau.... c'est ce que j'appelle les brûlures de la neurasthénie. J'ai des maux de tête, siégeant un peu partout, mais surtout en arrière; il y a des moments où la douleur est si vive, que mes voisins s'en aperçoivent. »

Ce sont des troubles de la marche qui ont ouvert la scène; le malade se plaignait ne pouvoir plus avancer ni reculer. Il avait souvent des frayeurs ; un jour, voyant un train, il appela des hommes d'équipe pour le retenir : « il avait peur de se jeter sous les roues. »

En même temps, la conduite de ce malade se modifiait. Il était devenu dissipateur, porté, beaucoup plus qu'autrefois, vers les femmes, jouait, compromettant sans y réfléchir la fortune de ses enfants, après avoir dissipé la sienne. Cet ensemble fut à un moment donné si grave, que B .. alla demander une consultation à un spécialiste très en renom, qui fit le diagnostic de pseudo-paralysie générale spécifique.

C'est à la suite de cette consultation que B.... vint à l'asile, pour y recevoir « des soins précis », dit-il, en nous mettant au courant de son état, tel que nous venons de l'exposer. Il accuse des douleurs très vives dans diverses parties du corps, surtout dans la tête, et une faiblesse dans les jambes « qui sont lourdes et ne peuvent plus le porter. Il y a des moments où je ne sais plus où me mettre, gémit-il, tant je suis anxieux ! alors, j'ai fortement envie de me suicider. Je n'ai jamais essayé, mais j'en ai l'attirance ! »

Il nous dit aussi qu'il a dans les mains un tremblement, qui survient dès les premières lettres. Il se met à trembler, en effet, dès qu'il a tracé les premières lettres. Le tremblement est d'abord localisé dans la main qui tient la plume, puis se propage dans tous les membres, et envahit l'autre bras.

Il a de l'insomnie, des cauchemars « dont il ne s'effraie pas, » car il a souvent dans la journée des idées tristes.

Sa mémoire est troublée aussi, dit-il. Il se souvient bien mieux des faits anciens que des faits récents; mais à l'interrogatoire nous ne constatons pas les troubles qu'il accuse.

*Examen physique.* — Le réflexe rotulien est normal à droite, exagéré à gauche. Il n'a pas de trémulation épileptoïde. Il ne présente pas le signe de Babinski. Aucune atrophie musculaire, ni d'un côté, ni de l'autre. Il existe une légère inégalité dans la perception de la sensibilité. Le côté droit, dans la région péronière supérieure, est plus sensible que le côté gauche correspondant.

« Quand je marche sur un sol inégal, dit-il, je ressens une douleur assez vive, qui disparaît quand je marche sur un sol uni. » Le malade marche en traînant les pieds et déclare que ses jambes sont molles et lourdes.

Il ne présente pas le signe de Romberg.

Les pupilles sont égales, mais la gauche est légèrement aplatie à sa partie supérieure et la droite dans sa partie inférieure. Elles réagissent toutes deux à la lumière et à l'accommodation. Il n'existe pas de rétrécissement marqué du champ visuel. La langue et les lèvres sont agitées d'un tremblement fibrillaire assez accentué.

Il n'existe pas de paralysie faciale ?

Sa force musculaire paraît diminuée. Nous ne relevons aucune particularité du côté des différents organes. Constipation ordinaire. Etat saburral.

4 août. — B... se désole et prétend que l'isolement lui procure une obsession constante. « Depuis un ou deux jours, dit-il, j'ai des faiblesses dans la tête. Est-ce dû au régime que je suis ? Cette nuit j'avais des idées noires atroces ! il n'y a que deux jours que cela dure ! »

La difficulté de la marche très considérable à l'arrivée semble avoir diminué. B... sort tous les jours avec son infirmier. Mais il lui arrive encore de s'arrêter tout à coup au milieu d'un escalier, en criant qu'il ne peut pas descendre, qu'il va tomber, etc., etc., puis il continue sa promenade. Très émotif, il se met à pleurer quand on lui parle de ses enfants, mais bientôt il reprend sa vie végétative qu'il qualifie de dur régime, en poussant des soupirs.

7. — Se plaint que le sulfonal ne lui fait plus d'effet. Il ne peut pas dormir de toute la nuit.

12. — La démarche de B... est devenue beaucoup plus aisée. Il joue maintenant aux boules, fait de longues promenades à la campagne. Mais il accuse des douleurs de tête très violentes. L'appétit ne va pas non plus, pas plus que le sommeil.

22. — Toujours très émotif et très impressionnable, ce malade se

5

plaint chaque jour, soit du régime qui ne va pas à son estomac, soit du sommeil que personne ne pourra lui procurer, soit de ses jambes qui le trahissent. (Cependant il s'alimente bien, repose assez la nuit et marche avec beaucoup plus de facilité qu'au début.)

A la suite d'une visite d'un de ses frères, toutes ses préoccupations s'exagèrent.

1er octobre, — B... pleure et gémit en nous montrant son pied. Il a fait un faux pas et il souffre horriblement..... c'est atroce ! Il n'existe cependant aucune lésion appréciable, ni entorse, ni contusion, ni ecchymose. D'ailleurs, le lendemain, son inquiétude a disparu, en même temps que sa douleur.

Puis, progressivement, tous les symptômes s'amendent, et au bout de quelque temps le malade est retiré par sa famille, pouvant être considéré comme guéri.

### HYSTÉRO-NEURASTHÉNIE TRAUMATIQUE

Dans cette affection les idées hypochondriaques sont la règle, comme l'a indiqué M. Bouveret : « Ils se préoccupent de leur santé, redoutent l'incurabilité de leur mal, deviennent facilement hypochondriaques. De là une tendance de plus en plus marquée à l'exagération de toutes les sensations pénibles qu'ils éprouvent. Lorsque cette idée d'incurabilité a profondément pénétré dans un cerveau neurasthénique, elle y fait naître la pensée du suicide. Il est vrai que l'affaiblissement de la volonté en prévient le plus souvent l'exécution. J'en connais pourtant deux exemples, et il s'agissait de deux malheureux ouvriers qui l'un et l'autre avaient été soupçonnés de simulation. »

# CHAPITRE III

## LES NÉVRALGIQUES NÉVROSIQUES

Ce sont des malades qui se plaignent de douleurs névral-giques extrêmement intenses, et persistant indéfiniment. Ils sont obligés de garder le lit, se plaignent jour et nuit, se désintéressent de tout ce qui les entoure, de leurs intérêts, de leurs affections antérieures. Ils demeurent concentrés dans ce symptôme : *douleur physique ;* mais ils ne présentent aucune idée délirante. Ils sont tristes, abattus parce qu'ils souffrent, mais ne manifestent aucune préoccupation de ruine, d'humilité ni de culpabilité.

Ils se plaignent souvent de ce qu'on ne s'occupe pas assez d'eux, de ce qu'on ne cherche plus à les soulager. Ils sont mal couchés, mal nourris, etc.

Ces récriminations, le plus souvent, n'ont rien de bien exagéré, et n'excèdent pas l'aigreur de caractère que l'on rencontrerait chez tout malade souffrant autant et depuis aussi longtemps qu'eux.

Chez eux, pas de tendances aux idée de grandeur, simplement le regret de leur validité passée.

La place de ces malades est-elle bien à l'asile ?

Quelle est la valeur respective des troubles de la perception douloureuse et des troubles nerveux périphériques ?

La première doit être infiniment plus considérable que la seconde.

En somme, le propre de la névralgie ordinaire est de pro-

céder par accès. Ici, nous ne constatons que des exacerba-
tions, mais jamais de répit complet ; or, une névralgie continue, aussi intense, ne pourrait procéder que d'une névralgie-
névrite.

Chez la malade dont nous donnons l'observation il n'y en a
pas trace.

De plus, le caractère erratique de ces douleurs n'est pas
en faveur d'une lésion localisée. Mais la question des névralgies est assez mal connue pour que nous n'affirmions rien,
concernant le cas qui nous occupe. Nous nous contenterons
de soutenir que la place des malades de ce genre est dans un
hospice, et non dans un asile, car, encore une fois, chez
notre malade il n'a été trouvé aucune manifestation pouvant
justifier l'internement.

Une seule chose le justifie, mais illégalement, c'est le désir
de la malade d'être conservée à l'asile, sa crainte d'être jetée
à la rue et d'y mourir de faim.

Voici l'exposé de ce cas intéressant que nous essaierons
ensuite d'interpréter. Nous voyons déjà qu'il s'accompagne
de troubles de la sensibilité générale, comme c'est la règle
dans les névralgies intenses.

Nous devons cette observation à l'obligeance de M. le D\u1d63
Castin.

## Observation V

(Service de M. Bouchereau, à Sainte-Anne)

V..., femme C..., ménagère, entre pour la deuxième fois à l'asile
Sainte-Anne, le 27 avril 1898.

Elle avait été internée une première fois en 1897, le 16 juillet.

*Antécédents héréditaires.* — La grand'mère maternelle mourut à
quatre-vingt-treize ans de congestion cérébrale. Le père est mort à

quatre-vingt-un ans d'une congestion cérébrale. A trente-quatre ans, il aurait présenté de « l'anémie cérébrale ». Quelques années avant sa mort, il aurait eu plusieurs ictus. Il faisait des excès alcooliques. La mère est morte à quatre-vingt-deux ans : elle était sobre, n'avait pas d'idées hypochondriaques, mais était très irascible. Elle n'a jamais eu de crises de nerfs.

La malade a eu neuf frères ou sœurs. Deux sont morts de convulsions en bas âge. Il reste quatre enfants, et elle est l'avant-dernière. Ils n'auraient présenté aucun accident nerveux ; mais ils se sont dispersés de bonne heure et sont tous irascibles et coléreux. Une sœur prend des douches. Nul n'a été interné.

*Antécédents personnels.* — V... est née à terme, n'a pas eu de convulsions. Elle a été nourrie par sa mère, qui déjà avait nourri six enfants. Elle a marché de bonne heure. Elle a uriné au lit jusqu'à onze ou douze ans. Elle n'a pas été à l'école et a travaillé dans un ouvroir ; elle ne sait ni lire ni écrire.

A l'âge de vingt et un ans environ, elle apprend le métier de plumassière et réussit assez bien pour prendre des ouvrières à ses ordres (elle en avait 57, dit-elle). Mais elle avait de lourdes charges : sa mère, ses deux enfants souvent malades, son mari alcoolique.

Réglée à treize ans, très régulièrement, elle se mit à vingt et un ans à vivre maritalement avec celui qui devint son mari lorsqu'elle eut trente-quatre ans. Elle avait alors deux enfants, l'un qui a vingt-six ans au moment où ces renseignements sont fournis, et l'autre, une fille de vingt ans, morte depuis quatre ans, de tuberculose pulmonaire.

Personnellement elle n'a pas eu d'accidents ou de maladies graves.

D'après les dires de la malade elle-même, qui répond bien aux questions, et les comprend bien, elle aurait été très impressionnable, irascible, active, mais s'apitoyant facilement sur le compte des autres.

Elle ne se préoccupait pas outre mesure de sa santé. Étant fille, elle aurait eu une dysenterie grave, sans vouloir accepter de médecin.

Étant enfant elle a eu la rougeole, une fluxion de poitrine, puis, après son second accouchement, quelques accidents puerpéraux qui ne l'émotionnèrent pas ; elle n'observait même pas les prescriptions médicales et se disait non malade.

Elle a trente-quatre ans lorsque son père meurt. A cette époque, elle présente de la dépression mélancolique. Tout en continuant à s'occuper de ses enfants et de son métier, elle voulait constamment aller au cimetière sur la tombe de son père, qu'elle aimait beaucoup d'ailleurs. Elle se plaignait de douleurs d'estomac qui était enflé et, en cas d'accident, elle épousa son « ami » afin que ses enfants aient un défenseur.

Cet état de préoccupation triste dura environ deux ans, pendant lesquels elle ne cessa de parler de son père, et de craindre pour elle une mort prochaine. Cependant, malgré la fatigue que lui donnait son travail, elle le continuait avec assez d'ardeur. Puis cet état disparut complètement jusqu'à, il y a environ 4 ans. Pendant l'intervalle qui dura une huitaine d'années, elle eut une pneumonie dont elle ne s'inquiéta même pas et qui la tint alitée pendant seulement huit jours.

Mais, il y a quatre ans, sa fille et sa mère moururent à un mois d'intervalle. Elle eut, à ce moment, une autre période de trouble, passa quatre mois sans se coucher et sans presque se nourrir. Elle prenait, pour se soutenir, beaucoup de café. Elle avait alors beaucoup de soucis domestiques.

Huit jours après la mort de sa fille, elle ressent, au niveau de l'estomac, une sensation d'étouffement et souffre de battements de cœur.

« Les nerfs se nouent » de chaque côté, au niveau des sterno cléido-mastoïdiens. Rapidement les douleurs, les névralgies envahissent tout le corps, sans qu'un seul point en soit indemne. Elle souffre partout, jusqu'au bout des doigts, d'une façon continue. Si, par hasard, elle s'endort pendant deux heures, dès qu'elle s'éveille, « pan ! la douleur la rempoigne. »

On la bat, on la pince, croit-elle. Devant les yeux, il lui passe comme des lames, « comme si on lui coupait les yeux avec des feux. » Il en est de même dans les narines, les lèvres, la langue, dans la matrice, dans le dos.

Ces « lames » sont isochrones aux mouvements. Chaque battement de son cœur retentit dans tout son corps. Il y a cependant des régions plus particulièrement douloureuses (le cœur, la tête, le dos, la poitrine).

Cette malade a été internée deux fois :

1° Le 16 juillet 1897, avec le certificat suivant de M. le docteur Magnan : « Dépression mélancolique avec préoccupations hypochondriaques. Excentricité ; légère excitation par intervalles. »

Elle fut transférée à Vaucluse.

Son second internement date du 29 avril 1898, et M. le docteur Bouchereau fait le certificat suivant : « Délire mélancolique avec idées hypochondriaques. Troubles de la sensibilité générale. »

15 mai 1898. — La malade se plaint de battements de cœur très violents et de douleurs de tête, localisées principalement dans la moitié gauche du crâne.

Elle présente un degré considérable de dépression hypochondriaque. Son pouls rappelle celui de l'angine de poitrine.

Le 18 décembre 1898, elle présente une zone d'hyperesthésie sous le sein gauche, et une autre dans la région ovarienne du même côté.

Le moindre frôlement lui fait pousser des cris. Tout le reste du corps présente une anesthésie généralisée. La malade se perce elle-même la peau avec des aiguilles.

Pendant le cours de l'année 1899, M. le docteur Castin, absent du service où se trouve la malade, n'a pu la suivre. Il la retrouve en 1900 à peu près dans le même état.

31 mars 1900. — Elle reste couchée tout le jour, se plaignant de violentes douleurs au cœur et à la tête. Les jours suivants cet état persiste.

Pendant cette période la malade s'alimente convenablement.

7 avril. — Elle reste couchée, se plaint de maux de tête et de douleurs dans le bras gauche.

10 avril. — Même état.

Pendant les jours suivants jusqu'au 15 avril, les douleurs s'irradient dans tout le côté gauche.

Le 17 avril, c'est dans la région cardiaque surtout que se localisent les douleurs.

Le 19, elle souffre dans la tête et dans tous les membres.

29 avril. — Jusqu'à ce jour la malade reste alitée, se plaignant de douleurs constantes dans la tête et de douleurs survenant tantôt dans les bras, tantôt dans le côté gauche ou dans la région cardiaque.

Le 14 février 1901, l'examen de la sensibilité de M^me V... donne les résultats suivants :

1° Sensibilité à la douleur. — a) *Membres supérieurs.* — Anesthésie complète à la douleur, mais la malade reconnaît les piqûres à la sensation d'enfoncement des pointes.

A la face palmaire des phalangettes, elle sent normalement.

Un moment après elle sent la douleur, de plus en plus, depuis la moitié de l'avant-bras jusqu'au bout des doigts, où il y a même un peu d'hyperesthésie (surtout à la phalangette) et également des deux côtés.

Toute la face dorsale des membres supérieurs sur toute leur longueur, y compris la phalangette, est très anesthésiée : la malade perçoit seulement la sensation tactile de la pointe de l'aiguille et la sensation de déchirure.

On trouve aussi une complète anesthésie à la face palmaire du bras droit.

*b) Tronc.* — Elle sent mieux à l'abdomen qu'à la poitrine, même qu'aux seins. Il y a néanmoins un peu d'anesthésie. La piqûre du mamelon agit par pression, car les deux mamelons représentent des zones hystérogènes.

*c) Membres inférieurs.* — Cuisses : Hypoesthésie plus marquée à gauche qu'à droite, et plus à la face interne.

A la face externe, anesthésie complète à droite, hypoesthésie marquée à gauche.

Jambes : Hypoesthésie des deux côtés, moins marquée à gauche et principalement à la face externe.

A la plante des pieds la sensibilité est normale ainsi que les réflexes. Pas de signes de Babinski.

2° SENSIBILITÉ AU CHAUD ET AU FROID. — *a) A la face,* hypoesthésie généralisée.

*b) Membres supérieurs.* — Hypoesthésie plus marquée à gauche qu'à droite et plus marquée, des deux côtés, à la face dorsale qu'à la face palmaire.

Le pli du coude est respecté, ainsi que le bout des phalangettes droites, à la face palmaire.

La face antérieure du bras est totalement anesthésiée.

*c) Tronc.* — Hypoesthésie de la poitrine et du ventre, plus nette à la poitrine et égale des deux côtés. Les seins sont hypoesthésiés comme le reste de la poitrine.

Le bout des seins et le dos sont complètement anesthésiés.

*d) Membres inférieurs.* — Hypoesthésie moins marquée à la face interne gauche, qu'à la face antérieure du membre supérieur du même côté, et moins marquée à gauche qu'à droite, et à la face interne qu'à la face externe.

Aux pieds, anesthésie très marquée, surtout à la face plantaire.

Durant tout cet examen, l'eau appliquée *bouillante* sur les régions hypoesthésiées est déclarée par la malade, chaude sans excès.

Le *tact* est conservé partout.

*Zones hystérogènes.* — Cette malade présente quelques zones hystérogènes :

1° Les mamelons ;

2° Des points sous-mammaires, mais moins accusés ;

3° Des points ovariens, des deux côtés.

Pas de points sous-scapulaires.

Les *réflexes* conjonctivaux, oculaires, pharyngiens, sont normaux.

15 février 1901. — L'état mental de la malade reste le même. Elle continue à se plaindre d'affreuses douleurs parfois si vives qu'elle saute dans son lit.

Elle se plaint de ne pouvoir *digérer et de ne pas manger* (en réalité, elle mange suffisamment).

Elle accuse un point douloureux iliaque gauche. A la pression forte on trouve de l'hyperalgésie, tandis qu'au tact on trouve de l'hypoesthésie comme partout ailleurs.

Elle a des bourdonnements d'oreilles, dit-elle, des vertiges ; ses dents se serrent.

Elle s'inquiète du battement de ses carotides, et raconte ses douleurs avec une certaine volubilité.

Elle compare sa douleur de tête à un mouvement de moulin, tournant d'arrière en avant. La douleur qu'elle ressent dans tout le corps rappelle « le grincement d'un bouchon sur une bouteille ».

Chaque battement de son cœur lui amène une secousse dans le ventre.

Cela sonne dans sa tête « comme si on la frappait avec un gros ballon »

Elle a quelques cauchemars, elle rêve à sa famille : Elle a eu d'ailleurs, avant son entrée, des cauchemars de nature éthylique, dus à des vins fortifiants (coca, kola, etc.). Elle prenait aussi quelques sirops. Elle a vu des rats, des chevaux, dans ces rêves.

Elle avoue qu'elle tombait quelquefois dans les fossés. Elle voyait des lueurs, avait des crampes, et des pituites matinales.

Dans le service, elle en a présenté à un moment où elle prenait du Banyuls qu'elle demanda elle-même à supprimer.

Le champ visuel est normal au blanc et au rouge. Elle reconnaît bien les couleurs.

Elle accuse une douleur à la pression sur les nerfs cruraux, mais rien sur le trajet des autres nerfs (trijumeau, cubital, sciatique, etc.), et cependant elle souffre partout.

21 octobre 1901. — État à peu près stationnaire. Tout, pour elle, vient du cœur et du foie où le sang se fixe puis remonte à la face.

Il ne s'agit pas de neurasthénie : la malade n'en présente ni l'état mental, ni les symptômes cardinaux, pas même les troubles dyspeptiques. Il n'existe pas davantage de ces éclaircies fréquentes chez les neurasthéniques, pendant lesquelles ils reprennent courage et se croient sauvés.

Ici, rien d'analogue, et la suggestion est absolument inefficace. Nous ne trouvons que névralgies s'accompagnant de troubles de la sensibilité.

Ce n'est pas une hystérique. Les hystériques sont plutôt des analgésiques que des névralgiques, et, à part les troubles de la sensibilité générale, nous ne trouvons ni perversions sensorielles, ni rétrécissement du champ visuel, ni zones hystérogènes.

Nous ne trouvons pas de signes physiques pouvant faire penser à du rhumatisme chronique, à des névrites ou à toute autre affection organique.

Il ne reste donc que le diagnostic de névralgies, mais, avec, probablement, une perception hyperesthésique tout à fait anormale.

Ajoutons qu'il ne faut pas confondre ces sortes de malades avec les hypochondriaques. Ils souffrent réellement sans aucune interprétation morbide de leurs souffrances.

Cependant cette erreur est fréquente et c'est pourquoi nous avons cru bon d'attirer sur elle l'attention.

# CHAPITRE IV

## DES IDÉES HYPOCHONDRIAQUES OBSÉDANTES

Toutes les idées hypochondriaques sont obsédantes, mais à des degrés divers.

Toutes s'imposent à l'esprit du malade au détriment de ses préocupations habituelles; mais un petit nombre seulement persistent un temps prolongé sans modification de leur contenu.

C'est de celles-ci seulement que nous nous occuperons dans ce chapitre.

Nous avons choisi l'appellation: Idées hypochondriaques obsédantes, à l'exclusion de cette autre: Obsessions hypochondriaques, parce que, dans le cas qui nous occupe, on n'a presque jamais affaire à une obsession véritable. Il manque ordinairement le caractère de conscience: le malade ne se rend pas compte, comme dans l'obsession véritable, qu'il est victime de troubles mentaux (1).

Ces cas d'obsession véritable, à caractère hypochondriaque, existent pourtant et se rapportent le plus souvent à des infirmités ou des malformations physiques.

Mallet (2), dans sa thèse, en cite un très beau cas qui lui a été communiqué par M. Briand: Il s'agit d'un avocat distingué, présentant des antécédents héréditaires, qui fut pendant longtemps obsédé par la crainte d'avoir un varicocèle. Il insista vivement auprès de plusieurs chirurgiens pour qu'on

(1) Magnan et Legrain, *Les dégénérés* (Collect. Charcot-Debove).

(2) Mallet, *Des indications opératoires chez les aliénés*. Paris, 1901.

lui pratiquât la castration, bien qu'il fût convaincu du caractère morbide de son obsession.

« Je sais bien, écrivait-il au docteur Briand, que je n'ai aucune maladie ; mes craintes sont folles, j'en suis convaincu ; j'ai l'esprit malade, c'est entendu ; mais je souffre trop moralement pour pouvoir vivre ainsi. Il me semble que, si on m'enlevait ce maudit testicule, je n'éprouverais plus ces angoisses cent fois plus pénibles que la mort. »

Parfois aussi on peut trouver, à l'origine d'un délire hypochondriaque systématisé, une véritable obsession hypochondriaque.

Chez un malade, par exemple, qui se croit atteint d'un cancer de l'estomac, ou d'une maladie de cœur, on peut, au début, trouver une période de doute, pendant laquelle on observe l'idée obsédante qui s'impose irrésistiblement à l'esprit du malade, des paroxysmes de la plus vive anxiété et un état de demi-lucidité de la conscience : Ce sont bien là les caractères principaux de l'obsession telle que l'a définie M. Magnan. Mais il s'agit ici d'une obsession qui évolue, car, rapidement, au bout de quelques jours, de quelques semaines, de quelques mois au plus, la conscience du caractère morbide de l'obsession disparaît. Les crises d'anxiété ne sont plus entrecoupées, comme au début, de périodes d'accalmie reposante. Le malade ne lutte plus, il se laisse dominer par l'idée morbide et l'accepte. Ce n'est plus une obsession : elle s'est transformée, en perdant son caractère morbide aux yeux du malade, en une *idée obsédante*.

L'évolution peut ne pas s'arrêter là, et le malade peut passer de l'idée obsédante au délire systématique.

« Le malade, dit Schüle (1), accepte l'idée obsédante qui

(1) Schüle, *Traité des maladies mentales*.

prend place au milieu de ses autres pensées; la séparation disparaît et l'idée obsédante devient un délire véritable.»

M. Séglas (1) déclare que « les obsédés deviennent parfois des hypochondriaques délirants, ou, commencent un délire systématique souvent des persécutions.

L'interprétation nosologique de ces faits est aujourd'hui encore très discutée. Tandis que certains auteurs ne voient là qu'une simple association morbide, d'autres admettent une évolution de l'obsession qui, de l'état de paranoïa rudimentaire, est ainsi passée à celui de paranoïa confirmée.

Il est différentes classes d'idées hypochondriaques obsédantes. Les unes sont des phobies : le malade craint de devenir tuberculeux, syphilitique ; il n'a encore rien, mais il est convaincu qu'il sera contaminé ; alors, il prend mille précautions, se renseigne sur les modes de traitement de l'affection, sur ses complications, sa symptomatologie, et, au moindre signe suspect, il court se pendre à la sonnette du médecin, et, celui-là consulté, il se précipitera chez un autre.

A côté des phobiques, il y a les malades qui ont l'idée fixe d'être atteints d'une affection grave.

Ceux-là ne craignent pas tel ou tel accident, c'est fait, ils savent qu'ils sont gravement atteints, et rien au monde ne pourra les en dissuader. Parmi ceux-là, il en est dont l'idée obsédante repose sur des troubles fonctionnels ou organiques primitifs ou secondaires, d'autres chez lesquels il s'agit d'une simple interprétation délirante, de particularités insignifiantes.

Enfin nous devons mentionner cette phobie hypochondriaque si curieuse qui constitue le délire du toucher. Parfois c'est la crainte des microbes qui en est le point de départ,

(1) Séglas, *Leçons cliniques sur les maladies mentales*, p. 87.

mais, le plus souvent, il s'agit d'un trouble émotif sans objet connu.

Voici une observation qui rentre assez bien dans le groupe que nous avons étudié dans ce chapitre :

## Observation VI

### (PERSONNELLE)

G..., clerc d'avoué, âgé de vingt-sept ans, entre à l'asile le 9 mai 1897.

*Antécédents héréditaires.* — Le père, octogénaire et possesseur d'une grosse fortune, n'a jamais eu, dans sa vie, d'autre passion que celle de l'argent. Très avare en même temps, il restreignait à un minimum sordide ses dépenses propres et celles de sa maison.

La mère, aux allures extraordinaires, a mené une existence d'une régularité douteuse. Assez peu intelligente, elle n'a jamais pu diriger convenablement son intérieur, d'où elle a été chassée pour inconduite. Au moment où nous l'avons connue, elle présentait encore, en dépit de son âge, des penchants immoraux.

Deux oncles maternels de G... étaient l'un sourd-muet, l'autre presque idiot.

*Antécédents personnels.* — Très indiscipliné dès son jeune âge, G... a eu une existence très troublée. Assez violent, facilement irritable, il eut maintes fois affaire avec la justice, tantôt pour vol, tantôt pour coups et blessures, et il fut condamné quatre fois de ce chef. Il fut interné à Montdevergues à la suite d'une accusation d'attentat à la pudeur, qu'il se défend d'ailleurs d'avoir accompli. De caractère menteur, il nie également toutes les violences qu'il a commises et a une tendance à se poser en victime, à propos de chaque accusation formulée contre lui.

Au point de vue intellectuel, il est, au moment de son entrée, incapable de faire des calculs très élémentaires. Il est d'ailleurs probable qu'il n'a jamais dû être très intelligent.

Il présente un certain degré de calvitie malgré son âge peu avancé. Il a le crâne aplati en arrière, et le côté droit de son visage plus proéminent que le côté gauche, il en résulte une asymétrie faciale assez accentuée.

Durant les premiers temps de son séjour à l'asile, nous ne relevons chez ce malade aucune particularité ayant trait au sujet dont nous nous occupons.

Il s'alimente d'une façon régulière, dort bien et ne manifeste pas, à proprement parler, d'idées délirantes. Le jugement chez lui est faussé, il n'a qu'une notion très rudimentaire de la différence qui existe entre le bien et le mal, mais il n'a pas de délire caractérisé. Il se montre facilement irritable, cherche querelle aux autres malades, qu'il vole en jouant avec eux au billard (jeu qui lui est très familier), brocante, fait du commerce, et cherche à s'évader.

Vers le commencement de l'année 1900, G... commence à se plaindre de ce que la nuit, il a « des pollutions » de plus en plus fréquentes. D'ailleurs, il aide la nature, et plusieurs fois il est surpris à se masturber. Ses linges sont souvent tachés de sperme, même dans la journée.

Peu à peu, il s'aperçoit, dit-il, que les érections deviennent douloureuses. Il réclame des calmants.

Un matin, à la visite, il nous dit qu'autrefois il a eu une blennorrhagie, qu'elle n'est pas guérie, et qu'il lui reste un écoulement qui le fait souffrir beaucoup. Nous ne constatons à ce moment aucune trace d'écoulement. Mais, chaque jour, ses plaintes augmentent, il en fait part à sa mère et accuse le médecin de ne pas tenir compte de sa situation et de ne pas vouloir le soigner. « Je souffre beaucoup de cette maladie qu'on ne veut pas me traiter », écrit-il le 5 juin 1900.

Cette idée, qu'il a une maladie urétrale grave, ne fait que s'accentuer chez lui, et devient une véritable obsession. Chaque jour, à la visite, il expose ses misères et réclame des soins.

Outre les pollutions et l'écoulement, il a, dit-il, un rétrécissement de l'urètre; mais c'est en vain que nous en cherchons les signes. Il décrit son état dans ses lettres aux médecins ou à sa mère :

« Je souffre cruellement de cette maladie urétrale, écrit-il. Cette nuit, principalement, à la suite d'une pollution, j'ai souffert plus que jamais au moment du passage de la semence. » Et, un peu plus loin, faisant allusion à des pilules de bromure de camphre, qui lui avaient été prescrites, il ajoute :

« Aucune amélioration ne s'est produite. Il est très probable qu'il existe dans le canal de l'urètre une plaie purulente qui en attaque les tissus. Les douleurs très aiguës provenant de cette plaie , que j'éprouve dans mes pollutions, finiront, je le crains fort, par altérer le système nerveux et même ma raison. » (Janvier 1901).

Comme nous ne pouvons, à aucun moment, constater *de visu* l'écoulement dont il se plaint, nous lui faisons remettre du coton, en le priant de recueillir le pus qu'il prétend voir chaque jour. Un matin il nous montre, effectivement, le coton sali, mais non par du pus. Peut-être était-ce par une goutte d'urine.

C'est à partir de ce moment que, à côté de ses idées hypochondriaques, germent des idées de persécution. G... se met à écrire qu'on refuse de le soigner, et se plaint à sa mère en formulant contre les médecins les pires accusations. Il lui réclame des remèdes que celle-ci lui apporte en cachette et qui sont saisis par les surveillants.

Le 2 mai, comme on venait de lui enlever une seringue de verre et une fiole contenant des injections, il apostropha ainsi le médecin, au moment de la visite : « Comment, non content de vous refuser à me donner les soins nécessaires, vous p oussez la cruauté jusqu'à m'empêcher de me soigner moi-même ! Vous m'enlevez brutalement une injection qui m'a été préparée pa r le meilleur pharmacien de la ville de N... ! C'est infâme, c'est lâche ! »

Quelques jours après, il se lamente encore, dans une lettre à sa mère, au sujet de sa maladie : « Je crois comprendre qu'il faudrait absolument, pour cautériser cette mauvaise plaie qui est dans l'urètre, avoir recours au nitrate d'argent qui produit à peu près l'effet de la pierre infernale pour brûler le mal, ou encore à la liqueur de Van Swieten et à quelques sondages. Sans cela, mon état (et je parle par expérience, puisqu'il y a environ quatre ans que je souffre) ne fait et ne fera que s'aggraver. »

15 mai. — Il expose de nouveau son cas et ses idées de persécution croissantes contre les médecins. Il ne sait pas pourquoi on lui fait subir pareille torture : « Il faut qu'un homme ait bien peu de courage, pour se conduire comme on se conduit à son égard. Je dépéris chaque jour de plus en plus ; cette maladie aurait disparu depuis longtemps, tandis qu'elle a pris des conséquences fort graves, à cause des soins qu'on n'a jamais voulu me donner ! »

7

20 juin 1901. — Sur les instances du malade et de sa mère, on fait venir spécialement un chirurgien pour examiner l'état de son canal. Ce dernier ne relève aucune lésion chez G... Le toucher rectal et le cathétérisme ne fournissent aucune indication. Le n° 23 de la filière de Charrière passe très facilement,

Les idées hypochondriaques persistent néanmoins chez G... en dépit des assurances qu'on lui donne, qu'il n'a rien de grave. Elles ont même une tendance à se généraliser.

29 juin 1901. — G.., trouve un scorpion dans sa chambre. Il en conçoit une peur violente et n'hésite pas à attribuer à cet animal un léger malaise qu'il accuse. Il a dû être piqué, et le poison agit. Il se trouve un petit bouton sur la figure ; aussitôt il en fait la porte d'entrée du venin, et réclame à grands cris de l'ammoniaque pour le cautériser.

Quelque temps après, il se plaint de faiblesse générale (alors que sa santé est bonne). « Je suis un peu anémique, écrit-il. Cela a été constaté autrefois par deux médecins.

Nous n'avons pas pu suivre plus longtemps ce malade, qui a été retiré par sa famille et a été placé depuis dans une maison de santé.

# CHAPITRE V

## PATHOGÉNIE DES IDÉES HYPOCHONDRIAQUES SIMPLES

Si nous reprenons nos quatre catégories d'hypochondriaques simples, ou plutôt les trois catégories restantes, car nous n'avons parlé des névralgiques névrosiques que pour les éliminer, nous voyons que :

Les neurasthéniques hypochondriaques sont, avant tout, des malades souffrant de troubles nerveux multiples, continus, extrêmement pénibles, et que la réaction émotive ne dépasse guère chez eux les limites qu'elle atteindrait chez tout individu nerveux souffrant d'une façon aussi intense et aussi continue.

Parmi les hypochondriaques obsédés, nous retrancherons immédiatement les phobiques, c'est-à-dire les malades qui craignent l'éclosion d'une affection grave : ce sont bien plutôt des obsédés que des hypochondriaques Nous ne voyons pas grande différence entre le malade qui a une crainte morbide de certains animaux, parfois d'ailleurs parfaitement inoffensifs, ou bien, qui a peur du feu, et celui qui craint de devenir syphilitique ou enragé.

Nous en dirions autant des hypochondriaques obsédés par l'idée d'une malformation physique plus ou moins apparente et ne provoquant aucun trouble fonctionnel, tels que ceux dont M. Mallet rapporte l'observation dans sa thèse. Il s'agit de malades qui importunèrent divers chirurgiens : l'un, pour obtenir une réfection de son nez qu'il trouvait disgracieux ; une femme, pour se faire rapetisser les pieds ; une autre, pour se faire couper les seins, qu'elle craignait de voir grossir (elle y parvint du reste en simulant d'horribles névralgies mammaires) ; une autre, pour se faire couper les doigts des deux mains, sauf le pouce et l'index (dans un simple but esthétique).

Tous ces malades, comme le fait très bien remarquer M. Mallet, doivent rentrer dans la catégorie des malades à idées fixes, et non dans celle des hypochondriaques.

Pour tous les autres hypochondriaques, qu'ils présentent de simples préoccupations hypochondriaques ou des idées délirantes systématisées ou non, on doit admettre, au point de vue pathogénique, à la base de toutes leurs manifestations hypochondriaques, un trouble de l'émotivité que nous désignons sous le nom de « sentiment de morbidité ». Tous ces individus ont le sentiment qu'ils sont malades, comme d'autres ont le sentiment qu'il se trame quelque chose autour d'eux, avant d'élaborer des idées de persécution, ou éprouvent un sentiment de remords ou de profonde misère qu'ils chercheront seulement un peu plus tard à expliquer au moyen d'idées mélancoliques.

Ce sentiment de morbidité se retrouve chez tous les hypochondriaques quels qu'ils soient ; hypochondriaques simples, délirants ou négateurs. A toutes les objections qui leur seront faites, ils répondront presque invariablement : « Je le sens bien que je suis malade, que je suis perdu, que je ne guérirai jamais. »

De même que le véritable mélancolique qui se sent mortellement triste, s'étonne d'abord de cette tristesse et de ce découragement, et, par une association de sentiments et d'idées bien naturelle, presque automatique, arrive à trouver, dans l'arsenal de tous les mobiles de la tristesse humaine, de

quoi expliquer, et en même temps de quoi alimenter sa douleur morale, de même l'hypochondriaque, soit consciemment,
soit automatiquement, recherche, dans ses sensations, celles
qui lui paraissent les plus susceptibles d'expliquer son « sentiment de maladie. »

Or c'est ici qu'apparaissent les phénomènes bien connus,
même chez l'individu normal, de l'éveil, par l'attention, de
sensations étranges pouvant surgir de l'organisme tout entier.
Quand il y a « hypertrophie de l'attention » (comme c'est la
règle dans l'hypochondrie, suivant M. Ribot), les sensations
étranges apparaissent comme démesurément grossies, et en
nombre véritablement effrayant.

Déjà, à l'état normal, qui ne connaît l'influence contagieuse,
de l'idée ou de la représentation du bâillement, de la toux,
de la miction, du vomissement, etc., sur la production de ces
phénomènes physiques ?

Quel est le jeune étudiant en médecine qui, en rentrant de
l'hôpital, n'a pas ressenti en lui quelques-uns des symptômes
morbides qui l'y ont péniblement impressionné ?

« On sait, dit M. Ribot, que le seul fait de fixer son attention sur une partie du corps : le cœur, l'estomac, la vessie, les
intestins, amène à la conscience des sensations insolites. »
Rien de plus juste et rien de plus simple à vérifier par l'expé-
rimentation subjective.

« Sir J. Brodie, ajoute-t-il, affirme qu'il pouvait ressentir
une douleur dans une région quelconque de son corps, en
fixant fortement sur elle son attention. »

Ceci n'est peut-être pas donné à tout le monde, mais il est
une petite expérience aussi concluante et plus générale.

Qu'on choisisse, étant couché, un de ces moments de pro-
fond bien-être si fréquents, au moment du lever, par exemple,
et, qu'après avoir constaté que l'on était vraiment bien, on se

représente avec conviction qu'au fond on n'est pas aussi bien qu'on le croyait, que les draps pressent sur les ongles des orteils d'une façon pénible, presque douloureuse, que la tête est trop fléchie sur le tronc, que le poids des couvertures repose sur toute la surface de la poitrine, gêne la respiration, et si, sous l'empire du malaise qui vous saisit à ce moment-là, on ne recherche pas immédiatement une position meilleure, c'est que l'on est doué d'une forte volonté et d'un réel courage contre les sensations pénibles.

S'il s'agit d'une sensation douloureuse morbide préexistante, tout le monde sait que l'attention peut la renforcer et la distraction la diminuer; c'est là un fait d'une parfaite banalité.

L'influence du découragement sur l'aggravation des états pathologiques, et de la suggestion sur les améliorations, est de notion non moins vulgaire.

Si des gens sains d'esprit nous passons maintenant aux névropathes, nous voyons l'attention créer des prodiges.

Morel (1) avait déjà insisté sur ce point: « On peut avancer, dit-il, sans être taxé d'esprit d'exagération, que le début de toutes les maladies nerveuses est signalé par la douleur (physique), universelle ou partielle. Le point de départ de cet état douloureux émane d'une double origine : tantôt ce sont des causes purement physiques qui font naître une série de sensations pénibles, douloureuses (et Morel a en vue, dans ce cas, les états neurasthéniformes) ; tantôt, la concentration anxieuse, incessante de l'idée sur un même point, finit par troubler l'harmonie des fonctions, amène des modifications pathologiques dans les organes de la nutrition, de la circulation, et dans les grands appareils de l'économie. »

(1) Morel, *Traité des maladies mentales*, pp. 314 340.

Et l'auteur cite le cas d'un hypochondriaque qui finit par le suicide « et dont l'impressionnabilité était si grande qu'il lui suffisait d'entendre le récit d'une maladie ou le détail d'un état de souffrance pour qu'il se mît immédiatement au lit, appelât son médecin et accusât l'affection dont il avait entendu parler ou la douleur que l'on avait décrite en sa présence. »

Morel cite encore l'exemple de Louis Lambert, rapporté par Balzac : « Il lui suffisait de penser à l'effet que produirait la lame de son canif en entrant dans sa chair pour y ressentir tout à coup une douleur aiguë, comme s'il s'était réellement coupé : il n'y avait de moins que le sang. »

M. Galippe (1) a signalé de même des obsessions dentaires, M. Verneuil des « glossodynies », M. Huchard (2) des algies centrales, M. Blocq (3) des topoalgies qui consistent en plaques douloureuses, ne correspondant en aucune façon à la sphère de distribution d'un nerf, pas plus qu'aux limites d'un organe : « Aussi l'examen objectif, même très attentif, n'arrive-t-il à découvrir rien d'anormal. »

Ces cas sont à rapprocher de ceux que nous avons signalés au chapitre des névralgies-névroses.

M. Blocq les explique par la persistance d'une image sensitive fixe et en fait une forme monosymptomatique de neurasthénie.

M. Séglas (4) rapporte deux cas de malades obsédés par l'idée de la rage, qui en ressentaient les symptômes et qui, en outre, éprouvaient une douleur très vive au niveau de la

(1) Galippe, *Archives de neurologie*, 1891.
(2) Huchard, *Soc. méd. des hôpitaux*, 1893.
(3) Blocq, *Sur un syndrome caractérisé par de la topoalgie* (*Gazette de médecine et de chirurgie*, n° 22, 1891).
(4) Séglas, *Leçons cliniques*, Chapitre de l'obsession.

morsure présumée, alors que ni l'un ni l'autre n'avaient été mordus.

Mais les exemples de ce genre les plus démonstratifs sont ceux que rapportent les accoucheurs sous le nom de grossesses nerveuses :

M. le professeur Rapin (1), de Lausanne, en a rapporté un cas déconcertant par son étrangeté, et où la suggestion est seule en cause. Nous le résumons brièvement :

Le sujet, qui avait eu déjà antérieurement une grossesse suivie d'avortement naturel, et qui désirait vivement un enfant, éprouva : au début, les troubles de l'état général (nausées, vertiges, syncopes), la modification, la diminution et, plus tard, la suppression des règles, l'accroissement régulier du volume du ventre, les sensations particulières dans les reins ; ultérieurement, les mouvements du fœtus sentis par la mère, assez exactement quatre mois après le début présumé de la grossesse, leur perception par une ou plusieurs autres personnes, et leur persistance jusqu'au terme normal ; l'abaissement de l'utérus, ou plutôt de l'abdomen, quinze jours avant le terme ; les douleurs préparantes et l'espèce de faux-travail survenant à cette époque, le gonflement des seins, enfin la cessation des mouvements correspondant à la mort du fœtus, telle qu'on l'observe dans les grossesses prolongées et dans les grossesses extra-utérines.

Campbell a bien publié un cas de grossesse nerveuse chez un homme.

Inutile d'ajouter que si l'hypertrophie de l'attention provoque les troubles physiologiques, et, en particulier, ceux de la sensibilité générale, en revanche, ceux-ci réagissent à leur tour sur l'attention qu'ils maintiennent fixée.

(1) Rapin, *Semaine médicale,* 10 juillet 1901.

Mais, comment expliquer les idées hypochondriaques qui consistent simplement « en une réaction psychique exagérée qui porte l'individu à s'inquiéter, à s'alarmer pour le moindre malaise ? C'est ce qui a conduit M. Séglas à conclure que « ce qui constitue en propre l'hypochondrie, c'est surtout le côté intellectuel. »

L'interprétation de ces faits est plus difficile, mais nous croyons qu'il faut encore invoquer « le sentiment de morbidité. »

Pourquoi ce sentiment, qui acquiert chez les hypochondriaques un degré d'intensité parfois inouï, ne produirait-il pas sur le jugement une action despotique et paralysante égale au sentiment de la terreur en général ou de la passion amoureuse ?

Mais le sentiment de morbidité se distingue de la plupart des autres sentiments intenses en ceci, qu'il peut se prolonger indéfiniment dans toute son acuité, et alors il finit toujours par user le jugement du malade.

Si P..., dont nous avons donné l'observation, s'effraie de cette couche épaisse de smegma qu'il a sur la verge ; si G... attache une importance énorme à ses « pollutions », c'est que ces malades sont imbus de cette idée qu'ils sont gravement atteints, et que ce sentiment est suffisamment fort pour les empêcher de réfléchir.

C'est le même phénomène qui rend stupide un candidat impressionnable devant ses juges.

Mais, chez nos malades, le phénomène se prolonge, et les troubles de l'intelligence, de passagers et curables, deviennent chroniques.

Ce sentiment de morbidité ne peut-il lui-même se ramener à des phénomènes plus élémentaires ? N'est-il pas la résultante de troubles anesthésiques ? ou a-t-il une origine primitivement psychique ? Nous n'en savons rien, et ce n'est pas à nous de vouloir trancher la question.

En résumé, à part les neurasthéniques et les phobiques dont la pathogénie des idées hypochondriaques rentre dans des chapitres d'ordre plus général, toutes les préoccupations hypochondriaques se ramènent au « sentiment de morbidité ». C'est ce sentiment qui, par son intensité et sa persistance, provoque l'hypertrophie de l'attention qui, à son tour, décèle la multitude des sensations étranges, mais qu'on peut observer chez tous les gens normaux, et à plus forte raison chez les gens dont le système nerveux est perturbé, et, en outre, toujours par suite de son intensité et de sa persistance, arrive à user le jugement du malade, et même, à la longue, toutes ses facultés intellectuelles, jusqu'à la démence.

# CHAPITRE VI

## DU SUICIDE CHEZ LES HYPOCHONDRIAQUES

La plupart des auteurs s'accordent à reconnaître la rareté du suicide chez les hypochondriaques.

Esquirol (*Des maladies mentales*, 1838, t. I, p. 264) : « Il n'est point d'état qui inspire plus de crainte de mourir et plus de désir d'être délivré des maux présents, que l'hypochondrie. Les hypochondriaques craignent de mourir par pusillanimité ; ils redoutent de vivre, par faiblesse. Au reste, ils parlent beaucoup de la mort, ils la demandent souvent à ceux qui les entourent ; ils font des tentatives, mais rarement accomplissent leurs desseins. Les plus légers motifs, le moindres prétextes les font ajourner ou abandonner leur projet. Ce sont des poltrons qui parlent haut pour qu'on leur croie du courage. »

Guislain (*Leçons orales sur les phrénopathies*. Gand, 1880, t. I, p. 100) : « C'est une chose assez commune que de voir l'hypochondrie se transformer en suicide. Il n'est pas rare non plus de voir à son tour le suicide prendre la forme d'une hypochondrie. »

Morel (*Traité des maladies mentales*, 1860, p. 405) : « La tendance au suicide se montre avec fréquence dans les différentes variétés de l'hypochondrie, et semble faire partie de l'élément constitutif de la maladie..... D'ailleurs, ces sortes d'aliénés sont les premiers à nous mettre sur la voie de leur funeste penchant. Il en est qui font des efforts désespérés pour lutter contre le désir de la mort volontaire ; il en est d'autres qui en arrivent finalement au point d'exaltation qui leur fait considérer le suicide comme le souverain bien, comme la cessation des tourments qu'ils endurent. »

Cette exaltation conduit aussi parfois à des mutilations volontaires mortelles, mais dont la fin n'était pas la mort. Tel paraît être le cas de cet hypochondriaque dont parle Morel, et qui s'était enfoncé un tranchet dans la région du cœur pour en faire sortir un animal qui lui rongeait cet organe, alors qu'il était atteint d'un rétrécissement mitral.

Legrand du Saulle (*Les hypochondriaques*, in *Gazette des hôpitaux*, décembre 1881, n° 147) : « L'hypochondrie n'exclut pas le suicide. Sans doute l'hypochondriaque qui a peur de la mort ne va point au-devant d'elle ; mais l'hypochondriaque qui a peur de la douleur attente à sa vie pour ne plus souffrir.

» Il y a donc une nuance à établir entre l'hypochondrie de la douleur et l'hypochondrie de la mort. »

Brierre de Boismont (*Du suicide*, Paris, 1865, p. 243) : « Il est étonnant que les tortures morales et physiques des hypochondriaques ne soient pas une cause plus fréquente de mort, et il faut attribuer ce résultat à l'instinct de la vie qui croît en raison même de la lutte. »

D'après ce dernier auteur, les hypochondriaques tourmentés par l'idée qu'ils sont impuissants (et, dans ce cas, la crainte modifie l'action physiologique des organes), sont particulièrement enclins au suicide.

Le même auteur, sur un total de 265 suicides observés chez les aliénés, en trouve 24 chez les hypochondriaques ; mais il fait rentrer sous cette rubrique les persécutés hypochondriaques.

La fréquence du suicide chez les hypochondriaques génitaux s'explique par le rôle considérable que jouent chez l'adulte les fonctions génitales. C'est la même raison qui rend les hypochondriaques si dangereux pour les chirurgiens, quand ils croient avoir à se plaindre d'une intervention malheureuse de ceux-ci dans une affection de l'appareil génital.

Parmi les autres hypochondriaques qui se suicident, on doit faire une très large part aux hypochondriaques anxieux, on devrait dire, aux anxieux à forme hypochondriaque, car l'anxiété est la base de leurs préoccupations hypochondriaques et n'en est pas la résultante.

L'anxiété pousse au suicide, quelle qu'en soit la manifestation délirante : idées de ruine, de culpabilité, de damnation, de négation universelle ou idées hypochondriaques.

Mais les hypochondriaques, et, en particulier, les négateurs anxieux, non seulement cherchent à se détruire, mais souvent aussi à se mutiler parfois dans un but de suicide, parfois dans un accès de révolte contre leur état pénible, et en particulier contre cette absence de sensation qui leur devient, à certains moments, absolument intolérable, et qui constitue la base de leurs interprétations négatives.

Chez les autres hypochondriaques, le suicide peut dépendre du désir d'échapper à la maladie et à ses souffrances, comme chez le malade ordinaire souffrant d'une maladie douloureuse de longue durée et qui préfère la mort à ses souffrances.

Chez les dégénérés avec obsession hypochondriaque, et, en particulier avec obsession de la mort, l'idée de la mort, sans qu'il y ait obsession-suicide, peut s'imposer avec une telle force à l'esprit du malheureux, qu'elle l'envahisse tout entier et le pousse à accomplir l'acte terrifiant pour échapper à une souffrance morale plus prolongée.

Enfin, dans cette idée de la mort, pour le malade qui se sait atteint d'une maladie mortelle à brève échéance (et à ses propres yeux l'hypochondriaque souvent en est un), c'est la notion de l'irrémédiable, de la chose fatale à bref délai, contre laquelle nul recours humain ne peut rien, qui lui rend cette « survie » même insupportable : « personne, rien ne peut le sauver »

Cette idée de chose inexorable a quelque chose d'atroce, et l'on comprend très bien que celui des hypochondriaques qui en est pénétré, comme le malade organique, comme le condamné à mort de la justice humaine, cherche dans le suicide la fin d'un supplice moral plus effroyable que tout.

Si l'hypochondriaque ne cherche pas plus souvent à se suicider, c'est que, malgré toutes ses apparences de profondes convictions et ses rebuffades à l'égard de ses consolateurs, il subsiste en lui presque toujours comme un vague espoir, comme une lueur d'espérance qui suffit à le laisser prolonger sa vie, quelque douloureuse qu'elle soit.

# CONCLUSIONS

Les préoccupations hypochondriaques non délirantes peuvent se rencontrer chez un grand nombre de sujets,.généralement indemnes de troubles mentaux, et dans la presque totalité des affections mentales.

A ne considérer que celles qui présentent un certain degré de systématisation et une certaine persistance, on peut les ramener à quatre groupes principaux :

1º *L'hypochondrie systématisée primitive*, toujours greffée sur un fond de dégénérescence mentale profonde qui apparaît ordinairement dès la puberté.

Elle subsiste sans modification pendant toute l'existence du malade ou, au contraire, se complique à différentes périodes de crises d'anxiété avec interprétations hypochondriaques délirantes et même de négations. Dans ce cas, le délire des négations de Cotard en constitue la terminaison la plus habituelle.

2º *Les idées hypochondriaques neurasthéniques* différentes des premières en ce qu'elles sont acquises, mobiles et susceptibles de guérison.

3º *Les idées hypochondriaques des névralgies-névrosiques* donnent l'impression d'une névralgie généralisée qui procéderait par exacerbation sans répit complet. La part qui revient à l'élément organique et à la réaction psychique est difficilement appréciable.

4° Enfin les *idées hypochondriaques obsédantes* et les *obsessions hypochondriaques*, très différentes cliniquement. Une place à part doit être réservée aux phobies.

Généralement ces quatres groupes représentent des manifestations de la dégénérescence mentale, mais à des degrés divers. En tête viennent l'hypochondrie systématisée primitive et les idées hypochondriaques obsédantes. Dans la névralgie névrosique elle est moins accusée. Enfin elle peut faire complètement défaut dans certaines formes de neurasthénie acquise.

# INDEX BIBLIOGRAPHIQUE

ALESSI. — Contributo alla patogenesi del delirio ipocondriaco (Clin. med. Pisa, 1894, pp. 275-279).

AUJALEN. — Contribution à l'étude des manifestations hypochondriaques dans le cours de l'épilepsie (Thèse de doctorat de Toulouse, 1901).

ATTANASSIO. — Les mélancoliques (Archives de neurologie, 1899, pp. 28-50).

BACHET. — Hypochondrie.

BAILLARGER. — Des rapports du délire hypochondriaque et du délire ambitieux ; succession et coexistence de ces deux délires chez les mêmes malades (Annales médico-psychol., mai 1887).

— Recherches sur les maladies mentales. — Du délire hypochondriaque considéré comme symptôme et comme signe précurseur de la P. G.

BALLET. — L'hypochondrie (Revue générale de clinique et de thérapeutique. Paris, 1896, pp. 257-262).

BŒTTIGER. — Uber die Hypochondrie (Archiv. f. Psychol., Berlin, 1898, pp. 378-404).

BLOCQ. — Sur un syndrome caractérisé par de la topoalgie, neurasthénie monosymptom. (Gaz. hebdomad. de médecine. Paris, 1891, pp. 256-268).

BOISSIER. — Essai sur la neurasthénie et la mélancolie considérées dans leurs rapports réciproques.

BOUCHUT. — Du nervosisme, 1877.

BRACHET. — Hypochondrie (Paris, 1844).

BOUVERET. — Neurasthénie (Paris, 1890. Baillère, p. 220).

CASTIN. — Un cas de délire hypochondriaque à forme évolutive (Communicat. à la Soc. méd.-psych., mai-juin 1900).

— Valeur séméiologique des idées hypochondriaques (Mémoire couronné par la Soc. méd.-psych., prix Aubanel 1902).

9

CASTIN. — Le délire de Cotard n'est-t-il qu'un syndrome de Cotard ? (Communication au Congrès des aliénistes de Grenoble, 1902).

CERISE. - Fonctions et maladies nerveuses (Paris, 1842).

CHATELAIN. — La folie de J.-J. Rousseau (Paris, 1890, p. 110).

CHARPENTIER. — Le délire monotone commun aux aliénés chroniques des asiles ou délire d'emprunt (Annales médico-psych., 1898, p. 307-312).

DUBOIS D'AMIENS. Histoire philosophique. Hypochondrie (1857).

DUVAL. — Discussion sur les psychoses post-opératoires (Bulletin et Mémoire de la Société de chirurgie de Paris, 1898, XXIV, p. 304).

DUMONT DE MONTEUX. — Lettres névropathiques.

ENDLICKER. — De hypochondria (1848).

FALRET. — De la mélancolie et ses diverses variétés (Annales médico-psych., 1890, pp. 88-92).

GALLIPE. — Obsessions dentaires (Archives de neurologie, 1890).

GUTHRIE. — On a case of psycho-œsthesy (Brain, London 1891, p. 107-113).

HENRY (Jules). — Du délire des négations (Syndrome de Cotard dans la P. G., 1898, Steinheil, p. 136).

HUCHARD. — Hypochondrie à forme amyotrophique (Bull. Soc. méd. des hôpitaux, 1893, p. 77-82).

HOBBS. — The relation of insanity to pelvic and other lesions (Ann. J. obst. N.-Y., 1900, 41, 1-9, mars-avril-mai 1900).

JOURNIAC. — Du délire hypochondriaque (Thèse de Paris, 1888).

LEGRAND DU SAULLE. — Les hypochondriaques (Praticien, Paris, 1883, p. 553-557).

— Les hypochondriaques, leurs préoccupations, conceptions délirantes, pleurs, actes insolites ou criminels (Gaz. des hôpitaux, 1881, p. 553-557. p. 1137-1169).

— Délire de persécution (Chap. sur les Hypochondriaques).

MAGNAN. — De la mélancolie et de ses diverses variétés (Discussion, Ann. méd.-psych., Paris, 1890, pp. 88, 112, 281, 450).

— Les délires systématisés dans les diverses psychoses (Arch. de neurol. 1894).

MAILLET. — De la démence mélancolique (1883).

MARS. — Etude séméiologique du délire hypochondriaque (Paris, 1888).

Marcé. — Note sur une forme de délire hypochondriaque consécutive aux dyspepsies et caractérisée principalement par le refus d'aliments (Annales médic.-psych., 1860, résumé *in* Marcé, Mal. mentales).

Mendel. — Die hypochondrie beim weiblichen Geschlecht. (Deutsch. med. Wochenschr. Leipzig 89, 205, 209).

Mars. — Étude séméiologique du délire hypochondriaque (Paris, 88, p. 91).

Merchlin. — Ueber hypochondrie (Saint-Petersburg medical Wesechr, 1892, p. 417-420).

Pitres. — Préoccupations hypochondriaques localisées sur la langue (Trib. médicale, 1887, pp. 496-498).

Roubinowitch et Toulouse. — La Mélancolie (Paris, 1897).

Roubinowitch. — Les états mélancoliques et leur traitement (Juin, juillet, août, septembre 1900).

Savage. — (C. H.). Hypochondriasis and melancholia (Med. Press. London, 1891).

Savage. — Hypochondriasis and hypochondriacal insanity (Guy's Hosp. Rep., Lond., 1883, 4-175-196.

Saury. — De la mélancolie et de ses diverses variétés (Paris, 1890 p. 275 280).

Toulouse. — Etudes cliniques sur la mélancolie chez la femme (Paris, 1891, p. 48).

Vallon et Marie. — Le délire mélancolique (Archives de neurologie, Paris, 1898, p. 21).

Vetault. — Du délire hypochondriaque dans certaines formes d'aliénation mentale (Paris, 1886, Ollier Henry, p. 14).

Valentin. — Malades imaginaires (Revue de psychologie, Paris, 1900, 91-101, oct., nov., décembre).

Weber. — Hypochondrie und eingebildele Brauttheiten (Für Aczte ùnd Caien geschildert, Berl., 1887).

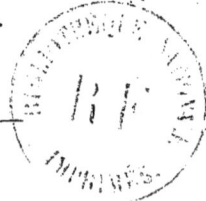

www.ingramcontent.com/pod-product-compliance
Lightning Source LLC
Chambersburg PA
CBHW070811210326
41520CB00011B/1919